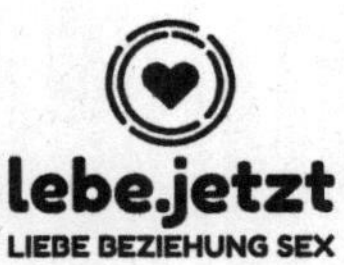
lebe.jetzt
LIEBE BEZIEHUNG SEX

Arne Hoffmann

Lecken

So sehnen sich Frauen
nach Deiner Zunge ...

Erotik-Ratgeber

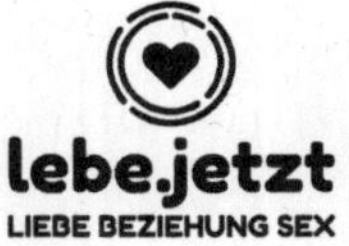

LEBE.JETZT HARDCOVER
BAND 530
1. AUFLAGE: MÄRZ 2021
2. AUFLAGE: FEBRUAR 2023
3. AUFLAGE: NOVEMBER 2024

VOLLSTÄNDIGE BUCHAUSGABE
ORIGINALAUSGABE

LEBE.JETZT IST EINE MARKE VON

LEKTORAT:
MARIE GERLICH

UMSCHLAGGESTALTUNG: WWW.HEUBACH-MEDIA.DE
GESETZT IN DER TRAJAN PRO,
ADOBE GARAMOND PRO & CORPORATE S

PRINTED IN GERMANY
ISBN 978-3-96641-854-6
WWW.BLUE-PANTHER-BOOKS.DE

Inhalt

Vorwort

Im Jahr 2015 erklärte der US-amerikanische Rapper DJ Khaled Oralsex zur Frauensache:

»Ich tu das einfach nicht. Niemals. Für Männer gelten halt andere Regeln.« Als dieses Interview drei Jahre später neu entdeckt wurde, sorgte die Einstellung des Rappers nicht nur für großes Medienecho bis hin zu einer Schlagzeile in der Bild-Zeitung, sondern auch für einen Shitstorm in den sozialen Medien. An diesen Reaktionen beteiligte sich sogar der Wrestler und Schauspieler Dwayne »the Rock« Johnson, der auf Twitter erklärte: »Ich bin sehr stolz darauf, mich in ALLEN Disziplinen zu beweisen.«[1]

Beide Wortmeldungen sprechen allerdings über Cunnilingus – also das Lecken einer Frau – als wäre das vor allem eine Leistung, die man für seine Partnerin erbringen müsse, und nichts, was einem Mann auch selbst große Lust bereiten kann.

Anders sah es die bisexuelle Schauspielerin Evan Rachel Wood (»Westworld«), die dem Rapper schrieb: »Du verpasst echt was, Mann. Lass dir das von jemandem sagen, der es voller Stolz und ausgiebig genießt, Frauen zu befriedigen.«[2]

Die Lady hat recht – und dieser Ratgeber wird dir zeigen, warum. Auf den folgenden Seiten wirst du erfahren, wie Cunnilingus für dich viel mehr wird als eine Pflichtübung, die du möglichst schnell hinter dich bringen willst. Nämlich eine Quelle großer Lust für dich selbst ebenso wie für deine Partnerin. So bündig zusammengefasst wie möglich, enthält dieses Buch alle wichtigen Tipps und Techniken. Wie du sehen wirst, kannst du vor allem in einigen wesentlichen Punkten deine Herangehensweise optimieren, um vielen anderen Männern meilenweit voraus zu sein: Männer, die sich zum Lecken einer Frau vielleicht gerade noch herablassen, das dann aber ohne jede Finesse tun. Sie glauben, bei dieser Praktik gäbe es ohnehin nicht mehr zu lernen, als die Zunge auf und ab zu bewegen, als wäre sie ein Pinsel, mit dem sie einen Zaun streichen. Vielleicht wundern sie sich dann sogar darüber, dass ihre Liebste davon eher gelangweilt als mitgerissen ist, weshalb sie erst nach ermüdend langer Zeit zum Orgasmus gelangt – oder gar nicht.

Stattdessen könntest du zu einem Liebhaber werden, nach dessen Zunge sich viele Frauen sehnen. Wenn du sie damit in Ekstase gebracht hast, werden sie begeistert von dir sein. Das wird dir ein viel stärkeres Selbstbewusstsein im Bett verleihen. Und da dir das

Lecken auch großen Spaß machen wird, ist das für dich ein doppelter Gewinn.

Offen gesagt: Obwohl für mich das Lecken einer Frau zu den schönsten erotischen Aktivitäten gehört, war auch ich anfangs skeptisch, als ich mit diesem Ratgeber begonnen habe: Gibt es wirklich genug Wissenswertes zu diesem Thema zu sagen, dass damit ein Buch gefüllt werden kann? Bei der Recherche dazu habe ich dann festgestellt: Vieles war mir zwar gut bekannt, nachdem ich mehrere Dutzend Sex-Ratgeber geschrieben habe, aber ich hatte trotzdem immer wieder Aha-Erlebnisse: *Ehrlich? Das ist faszinierend! Das wusste ich noch nicht.* Dir wird es vermutlich genauso gehen.

Ich wünsche dir beim Lesen dieses Buches ebenso großes Vergnügen wie bei der Umsetzung von alldem, was du hier vermittelt bekommen wirst. Auf dass es dir höchste Lust bereitet, bei Frauen ebenso starke Wohlgefühle auszulösen!

Was spricht eigentlich dafür, eine Frau zu lecken?

Vor allem in den Ratgebern, in denen ich über unterschiedliche SM-Praktiken schreibe, frage ich im ersten Kapitel gern, was dafür spricht, sich der betreffenden Praktik hinzugeben: Warum lassen sich manche Menschen gern versklaven, auspeitschen oder demütigen? Diese Fragen erscheinen auch sofort als sinnvoll, denn es handelt sich ja um Erfahrungen, die normalerweise negativ besetzt sind und die man deshalb lieber vermeidet.

Vielleicht findest du diese Frage bei einer Praktik wie Cunnilingus absurd. Schließlich geht es dabei um eine sehr zärtliche Weise, einer Frau große Lust zu verschaffen. Aber tatsächlich war genau diese Frage – Warum lecken manche Männer ihre Partnerin gern? – lange Jahrzehnte eine knifflige Frage nicht nur für Sexualforscher, sondern vor allem für Evolutionsbiologen. Schließlich gehen diese Wissenschaftler seit Darwin davon aus, dass das oberste Ziel von Menschen und Tieren darin besteht, für die Erhaltung ihrer Art zu sorgen und gesunde Nachfahren zu zeugen. Genau das ist aber beim Lecken einer Frau unmöglich! Stattdessen lässt man diese Gelegenheit ungenutzt, indem man zwar mit einer Frau im Bett liegt, sich ihrem Intimbereich aber mit einem Körperteil widmet, das zur Zeugung gänzlich ungeeignet ist. Trotzdem geben sich zahllose Männer dieser Tätigkeit gern stundenlang hin. Wie lässt sich das erklären? Was SM-Liebhaber seit Langem gewohnt waren (gefragt zu werden, wie man psychologisch verdrahtet sein muss, um bestimmte Praktiken zu mögen), traf in diesem Fall auch Männer, die als »normal« galten. Dabei fiel ihnen oft keine Antwort ein, die aus Sicht der Evolutionsbiologie sinnvoll wäre.

Nun könnte man hier einwenden, dass es auch Menschen gibt, die zum Beispiel verhüten und dabei trotzdem Spaß am Sex haben. Die Antwort, dass es auch anderes aus evolutionsbiologischer Sicht schwer erklärbares Verhalten gibt, stellt diese Wissenschaftler allerdings nicht zufrieden. Sie beharren auf der Frage, welchen Sinn Cunnilingus beim menschlichen Sexualverhalten hat.

Erst im Jahre 2013 legte ein Fachmagazin dieses Forschungsbereichs – *Evolutionary Psychology* – eine Studie vor, die als Antwort gelten konnte. Bei dieser Untersuchung zeigte sich, dass vor allem Männer, die glaubten, andere Kerle seien sehr an ihrer Partnerin interessiert – vielleicht weil sie besonders attraktiv war –, diese Frau gern durch Oralsex zum Orgasmus brachten. Die Autoren der Studie vermuten, dass sie mit dieser Praktik ihre Partnerin davon abzuhalten versuchten, mit einem anderen Kerl in die Kiste zu steigen, um sich am Ende noch von ihm schwängern zu lassen, sodass dessen Gene weitergegeben würden statt die eigenen. Es handelte sich also um einen Schachzug, missliebige Konkurrenz erst gar nicht zum Zug kommen zu lassen.[3]

Diese Technik dürfte funktionieren – weil es eben immer noch ziemlich viele Machos wie den im Vorwort dieses Ratgebers erwähnten Rapper DJ Khaled gibt, die finden: Eine Frau zum Orgasmus lecken? Kommt gar nicht in die Tüte. Aber selbst bei den Männern, die sich dazu bereit erklären, tun es viele mehr aus einem Gefühl der Gefälligkeit heraus oder weil sie auf eine »Gegenleistung« hoffen – zum Beispiel, danach einen geblasen zu bekommen. Dementsprechend lustlos und unmotiviert gehen sie an die Sache heran: Sie tauchen mit ihrem Kopf in den Schoß der Dame, ohne sie vorher in Wallung zu bringen, wie es sinnvoll gewesen wäre, und verschenken damit einen Großteil ihrer Bemühungen. Sie fuhrwerken mit ihrer Zunge im Schoß dieser Frau mehr oder weniger orientierungslos herum, ohne sich auch nur im Ansatz zu überlegen, was sie eigentlich tun. Sie lecken halt. Kann ja wohl so schwer nicht sein, wenn das selbst Hunde hinbekommen. Vielleicht bemerken sie nicht einmal, dass ihre Liebste mit der Zeit weniger erregt als damit beschäftigt ist, ihre wachsende Verzweiflung zu verbergen. Und dann fragen sich diese Männer vielleicht sogar, wie lange es noch dauert, bis die Alte endlich kommt, sodass diese Qual ein Ende hat.

Schon dadurch, dass du dir diesen Ratgeber hier besorgt hast und dich für Techniken interessierst, wie du deine Zungenfertigkeit verbessern kannst, bist du solchen Männern meilenweit voraus. Dabei hast du guten Grund, darauf zu setzen, dass die »Strategie«, die die Evolutionsbiologen ermittelt haben, aufgeht: Eine Frau, die einen Mann gefunden hat, der sie mit seiner Zunge in den siebten Himmel bringt, hat in sexueller Hinsicht wenig Grund, sich nach einem anderen Kerl umzusehen.

Das gilt vor allem, wenn man folgende Dinge betrachtet:

- In einer Studie, die 2016 in der Fachzeitschrift *Journal of Human Sexuality* veröffentlicht wurde, berichtete etwa ein Viertel der Frauen, dass sie zwar schon mal einem Mann einen geblasen hatten, aber noch nie geleckt worden waren.[4]

- Andere Untersuchungen zeigten, dass 70 bis 80 Prozent der Frauen eine direkte Stimulation ihrer Klitoris benötigen, um einen Orgasmus zu erreichen.[5] Die Sexualforscherin Shere Hite fand heraus, dass der Orgasmus bei den meisten Frauen leicht durch Cunnilingus erreicht wird, weil die direkte Stimulation der Klitoris bei dieser Praktik wesentlich ist.[6] Eine Studie mit Collegefrauen kam zu folgendem Ergebnis: Beim Geschlechtsverkehr mit einem Mann, der nicht der feste Partner war, lag die Wahrscheinlichkeit für das Erreichen eines Orgasmus bei lediglich 24 Prozent. Wenn die Frau während der Begegnung auch Oralsex hatte, verdoppelte sich diese Wahrscheinlichkeit auf 48 Prozent.[7] In festen romantischen Partnerschaften stieg die Orgasmusrate immerhin von 75 auf 83 Prozent, wenn Cunnilingus zum Sex dazugehörte.[8]

Da ist es nur logisch, dass über 90 Prozent der Frauen Oralverkehr sehr erregend finden und viele von ihnen diese Variante gegenüber dem eigentlichen Geschlechtsverkehr bevorzugen.[9]

Diese Zahlen sollten Grund genug für dich sein, das Lecken deinem sexuellen Repertoire hinzuzufügen. Es ist nicht nur eine großartige Gelegenheit, einer Frau höchste Lust zu bereiten. Du sendest auf emotionaler Ebene darüber hinaus die Botschaft, dass du diese Frau sehr schätzt und dass dir ihre sexuelle Befriedigung wichtig ist. Für manche Männer hat Cunnilingus sogar eine geradezu spirituelle Bedeutung, weil dabei im Vordergrund steht, einem anderen Menschen etwas zu geben, das ihn glücklich macht, und seinem Vergnügen zu dienen, ohne dass man selbst genauso verwöhnt wird. Dieser Grund ist natürlich von ganz anderer Art als die eigennützige Strategie, seine Partnerin nur deshalb zu lecken, weil man damit verhindern möchte, dass sie sich mit einem anderen Mann in den Laken wälzt.

Es gibt aber noch mehr Gründe, sich im Cunnilingus zu üben:

- Wenn du ein Meister in dieser Praktik bist, ist es weniger wichtig, ob dein Penis immer ausreichend hart wird oder ob seine Spannkraft und Fülle manchmal nachlassen – zum Beispiel weil du gerade zu gestresst oder zu müde bist. Du kannst der Biologie ein Schnippchen schlagen und deine Partnerin beglücken, auch ohne mit deinem Penis in sie einzudringen. Auch der Druck, dass deine Erektion nicht nachlassen darf, ist verschwunden. Oft zeigt sich, dass eine Erektion gerade dann stärker wird, wenn man nicht so verzweifelt darauf aus ist, sondern sich in dieser Hinsicht entspannen kann. Nicht zuletzt wenn die Zuverlässigkeit deiner Erektion wegen deines fortgeschrittenen Lebensalters nachgelassen hat, stellt Oralsex eine tolle Alternative dar.

- Auch wenn man das Problem hat, durch Geschlechtsverkehr zu früh zu kommen, hilft es, den Cunnilingus zum Teil des Liebesspiels zu machen. Du kannst damit deine Partnerin so dicht an den Rand des Orgasmus bringen, dass ihr nach dem Übergang zum Geschlechtsverkehr dann beide nicht mehr lange zum Orgasmus braucht.

- Mit Oralsex kannst du eine Frau sexuell so stark in Stimmung bringen, dass sie für den sich daran anschließenden Geschlechtsverkehr feucht genug ist.

- Das Risiko einer Ansteckung mit sexuell übertragbaren Krankheiten besteht zwar auch beim

Cunnilingus. (Darauf komme ich in einem späteren Kapitel noch ausführlicher zu sprechen.) Es ist dabei aber deutlich geringer als bei jenen Formen von Sex, bei denen du mit deinem Penis in die Vagina, den Hintern oder den Mund deiner Partnerin eindringst. Das gilt vor allem für die Übertragung des AIDS verursachenden HIV-Virus.[10]

- Egal was Evolutionsbiologen sagen: Gerade die Tatsache, dass man von Oralsex nicht schwanger werden kann, macht Cunnilingus für dich und deine Partnerin vielleicht besonders reizvoll.

- Das Forscherteam um die Psychologin Laina Bay-Cheng von der Universität von Buffalo fand Folgendes heraus: Frauen, die in jüngeren Jahren mit Cunnilingus begonnen hatten, berichteten häufiger, dass sie Geschlechtsverkehr zur persönlichen Befriedigung praktizierten und um sich durchsetzungsfähig, forsch und geschickt zu fühlen. »Cunnilingus«, schlussfolgerten die Forscher, »kann das Eintreten junger Frauen für ihre eigenen Wünsche und die Priorisierung ihrer eigenen sexuellen Lust beinhalten.«[11] Wenn du Frauen leckst, hilfst du ihnen damit also auch, stärker und selbstbewusster zu werden.

- Für einige Frauen zählt Oralsex nicht als Verlust ihrer Jungfräulichkeit. Wenn du solche Frauen durch Lecken zum Orgasmus gebracht hast, fühlen sie sich danach immer noch als Jungfrau, was manchen Frauen wichtig ist.

In zweierlei Hinsicht kann Cunnilingus sogar eurer Gesundheit dienen. So ist einer Studie zufolge das weibliche Ejakulat dem Samen sehr ähnlich und hat einen hohen Gehalt an Glukose, Fruktose und Proteinen.[12] Darüber hinaus gelangte eine Untersuchung des renommierten Kinsey-Instituts für Sexualforschung zu der Erkenntnis, dass sich durch Oralsex die Schlafqualität bei beiden Partnern verbessert, was sich positiv auf ihren Alltag auswirkt. Das liegt offenbar daran, dass der Körper aufgrund der oralen Stimulation vermehrt das sogenannte »Kuschelhormon« Oxytocin ausschüttet, das die Stressbelastung senkt und deshalb langfristig auch vor Krebs und Erkrankungen des Herzens schützen soll.[13]

Für Cunnilingus gibt es also Gründe genug. Allerdings haben die bislang aufgeführten Gründe das Problem, dass es sich um sogenannte extrinsische Motivationen handelt. Zu Deutsch: Du tust etwas, weil du dir davon bestimmte Vorteile versprichst, und nicht, weil dir die Sache selbst Spaß macht. In diesem Ratgeber wird es auch darum gehen, wie Cunnilingus für dich und deine Partnerin besonders schön sein kann.

Worüber solltest du dir vor dem Lecken grundsätzlich klar sein?

Bevor wir zu den Tipps und Ratschlägen kommen, die mit den einzelnen Aspekten des Cunnilingus zu tun haben, gibt es einige wesentliche Dinge, die bei diesem Thema immer gelten. Es sind sozusagen die Grundregeln, auf die alles andere aufbaut. Ohne sie funktionieren viele Techniken, die ich dir später verrate, nicht so gut.

- Auf den vorangegangenen Seiten haben Männer schlecht ausgesehen, die ihre Frauen nicht lecken möchten, weil sie das als unter ihrer Würde als Mann betrachten. Ich persönlich finde dieses Machotum auch albern. Das ändert aber nichts an einer Sache: Sex sollte immer beiden Partnern Spaß machen! Wenn er nur einem der beiden Partner Freude bereitet, läuft etwas schief. Ja, natürlich gibt es auch so etwas wie »Gefälligkeitssex«, um seinem Liebsten mal etwas Gutes zu tun, obwohl man eigentlich nicht so richtig Lust hat oder weil man im Gegenzug auch etwas Schönes erwartet. Das sollte aber eher ein Ausnahmefall bleiben und nicht zur Regel werden. Sonst ruiniert man die Wahrnehmung von Sex als einem wirklich tollen intimen Erlebnis. Bei Oralsex gilt das doppelt und dreifach. Keine Frau wird wirklich heiß, wenn sie merkt, dass das Lecken für ihren Partner nur eine Pflichtübung darstellt, mit der er lieber früher als später fertig wäre. Dabei dürfte sie sich eher unbehaglich fühlen. Vielleicht beginnt sie sogar Schuldgefühle zu entwickeln (»Was mute ich dem armen Kerl zu?«) oder Aggressionen (»Ist das wirklich so furchtbar, meine Muschi zu liebkosen?«). Selbst wenn sie das nicht tut, dürfte sie zwischen ihren Beinen trocken bleiben, auch wenn du dir noch so viele Tricks und Techniken angeeignet hast.

- Auf der anderen Seite dürfte sie dir mangelnde Finesse verzeihen, wenn sie merkt, dass du wirklich scharf auf den Kontakt mit ihren erogensten Zonen bist. Ihre eigene Geilheit erwacht, wenn sie dein Begehren sehen und spüren kann. Du solltest also versuchen – vielleicht mithilfe dieses Ratgebers – einen Weg zu finden, wie dir diese Sache Spaß macht. Wenn du auch nach mehreren Versuchen keine Freude in dir erwecken kannst, dann lass diese Praktik besser bleiben.

- Jede Frau ist anders. Jede Frau empfindet es auch anders, wenn sie geleckt wird. Das heißt für dich: Auch wenn du bei deiner Ex-Partnerin der absolute Superstar in Sachen Cunnilingus gewesen bist, kann es dennoch sein, dass bei deiner neuen Flamme all dein Einsatz nicht von Erfolg gekrönt ist. Das bedeutet weder, dass sie frigide ist, noch dass du ein Versager bist (oder gar dass dir deine Ex all ihre Orgasmen nur vorgetäuscht hat). Es wäre falsch, davon auszugehen, dass bestimmte Techniken automatisch erfolgreich sind. Genauso falsch wäre es, deiner neuen Partnerin beleidigt an den Kopf zu werfen: »Also, Karin ist immer voll abgegangen, wenn ich das gemacht habe.« Stattdessen findet ihr besser gemeinsam heraus, wie ihr in dieser Hinsicht gut miteinander harmoniert.

Letzten Endes bedeuten diese unterschiedlichen Reaktionen verschiedener Frauen zwei weitere schwerwiegende Dinge. Zum einen kannst du nie der wirklich perfekte Meister im Lecken werden – sondern nur der perfekte Meister bei einer bestimmten Frau! Sicher, je mehr Finessen du dir aneignest und je mehr Erfahrung du sammelst, desto besser wirst du allgemein. Aber letzten Endes hängt alles davon ab, ob du die Bedürfnisse genau der Frau erfüllen kannst, zwischen deren Schenkeln sich dein Kopf gerade befindet.

Ähnlich gravierend ist eine zweite Konsequenz aus der Verschiedenartigkeit der Frau: Viele Ratgeberartikel für guten Oralsex taugen leider nichts. Sie sind gut gemeint, führen aber in die Irre. Damit meine ich Folgendes: Wie du dem Literaturverzeichnis dieses Buches entnehmen kannst, habe ich ganze Regalmeter an Texten gesichtet, um mir anhand möglichst vieler unterschiedlicher Autorinnen und Autoren ein Bild davon zu machen, wie sie dieses Thema sehen. Als jemand, der selbst hauptberuflich Sex-Ratgeber schreibt, weiß ich, dass die eigenen Vorlieben und Erfahrungen unweigerlich in solche Ratgeber mit einfließen. Das lässt sich nie völlig vermeiden. Viele Artikel über den Weg zu gutem Oralsex sind aber so geschrieben, als wären sie Gebrauchsanweisungen und die Frau, die geleckt wird, eine Maschine, bei der man nur die richtigen Knöpfe in der richtigen Reihenfolge zu drücken braucht, damit als Endprodukt ein Orgasmus herauskommt. Besonders befremdet es mich, wenn ein solcher Text von einer Frau verfasst wurde, die ihre eigenen Vorlieben Männern als garantierten Weg zum Erfolg verspricht. Dabei bin ich mir sicher, dass viele dieser »Gebrauchsanweisungen« wirklich ausgezeichnet funktionieren – bei der jeweiligen Verfasserin des Textes beziehungsweise bei den Frauen, mit denen der Verfasser bisher zu tun hatte. Aber es ist absurd, das so zu verkaufen, als würde eine bestimmte Reihenfolge von Techniken automatisch »funktionieren«. Mitunter klappt ja sogar bei ein und derselben Frau am Mittwoch nicht, was noch am Samstag zuvor zur Ekstase geführt hat.

Gute und brauchbare Sex-Ratgeber wie Paul Joannides »Guide to Getting It On« täuschen ihre Leser in dieser Hinsicht nicht, sondern erklären, wie es ist: »Bei manchen Frauen funktioniert XY supertoll, andere fahren voll auf YZ ab.« Wer meine Ratgeber kennt, weiß, dass auch ich nach diesem Prinzip vorgehe – eben weil es das einzig realistische ist. Ich sage meinen Leserinnen und Lesern immer wieder: Bitte betrachtet meine Zusammenstellung von Ratschlägen als eine Art Speisekarte, aus der ihr auswählen dürft, was euch besonders gut gefällt. Entsprechend vielfältig sind meine Ratschläge.

Im späteren Verlauf dieses Buches werde ich noch genauer deutlich machen, wie sehr sich einzelne Ratschläge sogar widersprechen können und wie du mit solchen Widersprüchen am besten umgehst.

Im Moment geht es nur darum, dir bewusst zu machen, dass verschiedene Frauen sich durch unterschiedliche Techniken anregen lassen: Manche stehen mehr aufs Lecken, andere mehr auf Saugen an ihrer Klitoris. Manche reagieren sehr empfindlich, andere benötigen heftigere Stimulationen oder kommen durch Zungenspiele allein nicht zum Orgasmus. Einigen Frauen macht es auch überhaupt keinen Spaß, geleckt zu werden.

Es gibt also kein einfaches Programm als Geheimtipp, das du nur abspulen könntest. Stattdessen wirst du bei jeder Partnerin experimentieren und herausfinden müssen, was funktioniert. Dabei kann es sehr gut sein, dass du dir anfangs unbeholfen und ahnungslos vorkommst – nur weil du bei dieser speziellen Frau noch nicht herausgefunden hast, was sie braucht, um Cunnilingus genießen zu können. Das ist normal und kein Grund, dich minderwertig zu fühlen oder die Flinte ins Korn zu werfen. Hab Geduld mit deiner Partnerin und mit dir selbst und lass dir Zeit, zu lernen. Wenn beide Partner grundsätzlich Zuneigung und Respekt füreinander empfinden, gibt es kaum einen Bereich, wo Lernen mehr Spaß macht als beim Sex.

Auf den folgenden Seiten wirst du eine Fülle an Tipps und Techniken vermittelt bekommen. Das kann dazu führen, dass du an dieses Thema allzu verkopft herangehst. Du versuchst, dir all diese Tipps und Techniken möglichst genau zu merken, und stellst dann, wenn es darauf ankommt, womöglich fest, dass dir nur noch ein Bruchteil davon einfällt. Ich verrate dir etwas: Ich *schreibe* diese Ratgeber, und mir geht es genauso. Wenn ich in der Situation bin, wo ich ein paar Ideen anwenden könnte, fallen mir einige grundlegende Dinge ein, aber es kommt immer wieder vor, dass ich mir denke: *Da gab es doch diese eine Idee, die ich ausprobieren wollte, aber was war das noch gleich?* Dass du nicht immer jede Technik parat hast, ändert aber nichts daran, wie angenehm deine Berührungen empfunden werden. In der Regel weiß die betreffende Frau ja gar nicht, dass es ein größeres Repertoire an Ideen gibt, die dir gerade nicht einfallen. Allzu viele Techniken in einer einzigen erotischen Begegnung aneinanderzureihen, nur weil man sie beherrscht (und vielleicht ein bisschen angeben möchte), kann sogar kontraproduktiv sein. Stattdessen ist es oft sinnvoller, bei der einen Variante zu bleiben, bei der du merkst, dass sie bei deiner Liebsten auf Anklang stößt.

Setz dich hier also nicht selbst unter Druck. Das würde der erotischen Spannung zwischen euch beiden nur schaden. Oralsex ist keine mündliche Prüfung, bei der du zeigen musst, was du alles drauf hast. Lies diesen Ratgeber einmal gut durch, markiere vielleicht die Passagen, die du besonders interessant findest, und blättere dort noch mal rein. Dann lass alles sacken. Wenn du das nächste Mal eine Frau leckst, genieße in erster Linie diesen Moment und tue das, was sich für dich gerade richtig anfühlt. Versuche nicht, eine bestimmte Leistung zu erbringen. Vermutlich fallen dir dann verschiedene Tipps und Techniken ganz automatisch ein, und das genügt vollkommen. Wenn du deine Partnerin damit glücklich machst, ist alles wunderbar. Nur wenn es zu Problemen dabei kommt, möchtest du dir hier vielleicht noch einmal die betreffenden Kapitel anschauen, um herauszufinden, was sich verbessern ließe.

Letztlich kommen wir wieder auf den Ratschlag vom Beginn dieses Kapitels zurück: Du solltest Oralsex in erster Linie genießen. Sämtliche in diesem Buch folgenden Tipps sollen diesem Genuss dienen – und nicht dazu, dass du dich damit unter Druck setzt, bestimmten Ansprüchen zu genügen, die du bei deiner Partnerin vielleicht nur vermutest. Wenn du diesen Druck zulässt, könnte sich sogar eine missgünstige Einstellung gegenüber deiner Partnerin entwickeln, und das wäre das Letzte, was ihr gebrauchen könnt.

Ein allzu zielorientiertes Denken könnte übrigens auch dazu führen, dass sich deine Partnerin unter Druck gesetzt fühlt. Sie merkt, dass du die unterschiedlichsten Techniken anwendest, um sie zum Orgasmus zu bringen, und fühlt sich dadurch geradezu verpflichtet, auch wirklich zu kommen, damit die ganze Mühe nicht umsonst war. Daraufhin verspannt sie sich, statt die Entspannung zuzulassen, die ihren Orgasmus ermöglicht. Wenn du dich entspannst, machst du euch beiden die Sache einfacher. Versuche gar nicht, sie unbedingt zum Orgasmus zu bringen, sondern konzentriere dich allein darauf, dass sie angenehme Gefühle empfindet und mit dir Intimität und Nähe spürt. Sag dir, dass es egal ist, ob sie durch deine Zunge kommt oder nicht. Auch wenn sie zuletzt selbst Hand anlegen muss, um sich über die Schwelle zum Höhepunkt zu bringen, ist das keine Katastrophe. Ihr habt Spaß miteinander und probiert zusammen neue Wege aus, wie ihr noch mehr Spaß im Bett haben könnt. Das reicht vollkommen aus.

Was solltest du über deinen Einsatzbereich wissen?

Ein Ziel dieser Ratgeberreihe besteht darin, jeden Leser vom Anfänger zu jemandem zu machen, der sich gut auskennt. Das bedeutet, dass wir uns auch mit der Anatomie jenes Bereiches beschäftigen sollten, den du beim Oralsex so nahe vor Augen hast wie bei keiner anderen erotischen Spielart. Ich halte das nicht für überflüssig. Einer britischen Umfrage zufolge wissen 50 Prozent aller Männer nicht, wo sich die Vagina befindet[14], manche haben Mühe, die Klitoris zu finden, und wieder andere scheinen zu glauben, die Klitoris wäre das einzige weibliche Sexualorgan von Belang. Dumme Männer? Nun ja: Auch 50 Prozent der für eine andere Studie befragten Frauen zwischen

26 und 35 Jahren konnten nicht sagen, wo genau sich ihre Vagina befindet.[15]

Die Sexualtherapeutin Shannon Chavez berichtet hierzu: *»Die meisten Frauen, mit denen ich arbeite, sind mit ihrer sexuellen Anatomie nicht vertraut – es geht weniger um ein ›Ich habe kein Verlangen nach Oralsex‹ als vielmehr um ein ›Ich weiß nicht, wo ich berührt werden muss‹.«*[16]

Du kannst also nicht einmal darauf vertrauen, dass die Frau, mit der du im Bett bist, dir sagen kann, was du wo zu tun hast. Zumindest über die Grundbedingungen des Terrains, auf dem du dich bewegen wirst, solltest du selbst Bescheid wissen:

Wenn du dich über den Schoß einer Frau beugst, bekommst du den Bereich ihrer Geschlechtsorgane zu sehen. Was du jetzt alles erblickst, ist *nicht* die Vagina. Es ist die **Vulva**. Allerdings befindet sich hier die Öffnung zur **Vagina**, einem zehn bis fünfzehn Zentimeter langen schlauchartigen Tunnel, der zur Gebärmutter führt. Das vordere Drittel dieser Röhre enthält fast 90 Prozent der Nervenenden. Alles, was sich tiefer hinter dem Eingang zur Vagina befindet, ist für Cunnilingus weitgehend uninteressant: Erstens kannst du mit deiner Zungenspitze sowieso nicht dorthin gelangen, sondern dir höchstens einen Krampf zuziehen, zweitens lohnt sich die ganze Mühe für die restlichen zehn Prozent der Nervenenden ohnehin nicht. Auch gut gemeinte Rekordversuche wären in dieser Hinsicht sinnlos.

Sehr interessant für das Lecken ist hingegen zunächst einmal der gesamte äußere Bereich. Hierzu gehören die **großen und kleinen (äußeren und inneren) Schamlippen**, die den Eingang zur Vagina schützen. Sie sind voller Nervenenden und füllen sich wie dein Penis bei sexueller Erregung mit Blut und schwellen an. Manche Frauen geraten in Hochstimmung, wenn du ihre Schamlippen leckst, bei anderen bleibt diese Wirkung aus. Wie erfolgreich du bist, merkst du daran, wie feucht diese Zone wird. Das Ausmaß an Feuchtigkeit ist aber kein hundertprozentiger Gradmesser, weil hier auch viele andere Faktoren hineinspielen, etwa Hormone, die aktuelle Phase im Monatszyklus oder eine gerade durchgeführte Diät. Deine Partnerin kann also durchaus hochgradig erregt und trotzdem nicht klatschnass sein.

Oberhalb der Vagina befindet sich die weibliche **Harnröhrenöffnung**. Mancher unkundige Mann hat diese Stelle schon mal im Eifer des Gefechts mit der Klitoris verwechselt. Das ist eher unglücklich: Zwar empfinden viele Frauen auch die Stimulation ihrer Harnröhrenöffnung als reizvoll, aber die noch etwas höher liegende **Klitoris** ist in aller Regel der lohnendste Einsatzpunkt von allen. Um sie zu finden, folgst du dem Punkt, an dem die Schamlippen deiner Partnerin zusammentreffen, Richtung Bauchnabel. Wenn du die Schamlippen auseinanderschiebst, wird die Klitoris oft sichtbarer. Bei ihr handelt es sich um das einzige menschliche Organ, das allein dem Empfinden sexueller Lust dient – kein Wunder, ist sie doch mit etwa 8000 Nervenenden fünfzig Mal empfindlicher als dein Penis.[17] Aus diesem Grund ist die Klitoris auch nicht in jeder Situation leicht zu finden, denn ein schützendes **Häubchen** hält sie normalerweise bedeckt. Viele Frauen empfinden das direkte Stimulieren ihrer Klitoris auch als derart intensiv, dass es für sie unangenehm, wenn nicht schmerzhaft ist, weshalb sich bei ihnen eher eine indirekte Reizung empfiehlt.

In einer Studie zeigte sich, dass 40 Prozent aller Frauen zum Orgasmus gelangten, wenn man ihre Klitoris zwischen einer und zehn Minuten reizte. Volle 90 Prozent konnten ihren Höhepunkt erreichen, wenn diese Zeitspanne auf zwanzig Minuten ausgeweitet wurde. Aber solche Statistiken können auch in die Irre führen. Manche Frauen verfügen über mehr Nervenenden an den inneren Schamlippen als an der Klitoris, bei manchen konzentrieren sich diese Nerven auf einen bestimmten Punkt, bei anderen sind sie großflächig verteilt.[18]

Noch etwas höher als die Klitoris befindet sich der **Schamhügel**, der auch als Venushügel bezeichnet wird. Bei vielen Frauen handelt es sich auch hierbei um eine hochgradig erogene Zone. Dasselbe gilt für verschiedene Stellen unterhalb ihres Eingangs zur Vagina: die **Fourchette** (die Stelle, wo die inneren Schamlippen zusammentreffen, im deutschsprachigen Raum eigentlich nur durch das gleichnamige Piercing bekannt) sowie der **Damm**, also die Zone zwischen Scheide und Hintern. Auch diese Stellen sind aufgrund zahlreicher dort verlaufender Nervenenden meist sehr reizempfindlich. Bei ihnen lohnt es sich, sie mit der Zunge abzutasten und mal zu schauen, was passiert.

Wenn wir jetzt über den Bereich innerhalb des Frauenschoßes sprechen, der von deiner Zunge oder deinen Fingern gut erreichbar ist, müssen wir erst noch mal zur Klitoris zurückspringen. Der größte Teil dieses Lustorgans verzweigt sich nämlich im Innern der Frau. Ausschließlich den äußeren Teil der Klitoris zu stimulieren, kann absolut ausreichen, um eine Frau zum Höhepunkt zu bringen, ist aber auch ein bisschen so, als ob eine Frau bei dir nur die Spitze deines Penis liebkosen würde. Darüber hinaus gibt es innen über dem Eingang zur Vagina auch den sogenannten **G-Punkt**: eine etwas rauere, leicht schwammartige Stelle, die ebenfalls von vielen Nerven durchzogen und deshalb bei den meisten Frauen für sexuelle Stimulationen sehr ansprechbar ist. Wenn deine Partnerin bereits erregt ist, dürftest du es deutlich leichter haben, diese Stelle zu finden. Die Tatsache, dass auch hier nicht jede Frau gleichermaßen heftig reagiert, hat über einige Jahrzehnte zu einer hitzigen Forschungsdebatte darüber geführt, ob es den G-Punkt überhaupt gibt. Inzwischen ist man weitgehend zu dem Konsens gelangt: Es gibt ihn schon, aber er ist eben nicht bei jeder Frau gleich gut zu stimulieren. Wenn es klappt, klappt es aber oft großartig: Da der G-Punkt Teil des Klitoris-Netzwerks im Körperinnern ist, führt seine Stimulierung häufig zu stärkeren Orgasmen als die Stimulierung der Klitoris von außen.

Letzten Endes führen die Nervenbahnen, die von der Klitoris ausgehen, zum größten und wichtigsten Sexualorgan der Frau: ihrem **Gehirn**. Diese Region kannst du mit deiner Zunge natürlich nur indirekt erreichen: etwa indem du mit den richtigen Berührungen heftige Reize dorthin sendest oder indem du die richtigen Worte formulierst. Um Letzteres geht es im nächsten Kapitel.

Wie kannst du eine Frau zum Cunnilingus verführen?

Moment mal, könntest du dich jetzt zu Recht fragen, wenn du die Überschrift dieses Kapitels liest. Haben wir nicht gerade gelernt, dass Oralsex für Frauen die geilste Praktik von allen ist? Angenommen, ich komme als Sexpartner für sie generell infrage: Warum sollte es dann ein besonderes Problem sein, sie zum Cunnilingus zu bewegen? Vielleicht aber hast du auch selbst schon die Erfahrung gemacht, dass eine Frau vor diesem Erlebnis mit dir zurückgescheut ist. Was könnte da also vorgehen im Gehirn einer Frau?

Das Verhältnis, das viele Frauen zum Gelecktwerden haben, ist etwas kompliziert. Umso wichtiger ist es, dass du diese Gedanken und Gefühle nachvollziehen kannst. Bevor ich als Mann dir aber erkläre, was in Frauen häufig vorgeht, zitiere ich am besten erst mal einige Expertinnen dazu.

Kimberly Resnick, Sexualtherapeutin an der Universität von Kalifornien berichtet: *»Es gibt sicherlich*

Kohorten von Männern, die sich zur oralen Stimulation berechtigt fühlen, aber unmotiviert sind, den Gefallen zu erwidern. Dies sind die Männer, die eher traditionelle Vorstellungen von Geschlechterrollen haben und im Allgemeinen weniger sensibel auf die allgemeine sexuelle Zufriedenheit ihrer Partnerinnen reagieren. Sie können auch erwarten (oder verlangen), dass eine Frau ihren Samen schluckt. Die meisten der Männer, die ich behandle, sind jedoch sehr darauf bedacht, ihre Partnerin mit allen möglichen Mitteln zu befriedigen. Anstatt Cunnilingus abzulehnen, beklagen sich diese Männer, dass Oralsex ›tabu‹ sei. Sie wollen oralen Genuss bieten, aber die Frauen sind diejenigen, die das ausschließen. Es ist nicht ungewöhnlich, dass sich Frauen wegen potenziell anstößiger Gerüche, des Aussehens ihrer Genitalien oder wegen des Glaubens, Oralsex sei schmutzig, befangen fühlen, wenn sie Oralsex haben. Viele Frauen haben das Gefühl, dass Oralsex der intimste sexuelle Akt ist, viel intimer als Geschlechtsverkehr.«[19]

Die Sexualtherapeutin Shannon Chavez schildert ihre Erfahrungen so: »*In meiner Praxis stelle ich fest, dass sich Männer eher wohlfühlen, wenn sie Oralsex geben, ohne eine Gegenleistung dafür zu erwarten. Ich denke, die meisten Männer, mit denen ich arbeite, wissen, dass Oralsex für sie angenehm ist, und wollen, dass die Frau den Sex genießt. Ich beschäftige mich mehr mit der Sorge, dass Frauen keinen Oralsex wollen. Einige haben mit genitaler Scham oder mit falschen Vorstellungen über Geruch, Aussehen oder das Gefühl, schmutzig zu sein, zu tun. Einigen Frauen ist es zu peinlich, mit einem Partner darüber zu sprechen, wie sie Oralsex auf eine Weise erhalten können, die sich gut anfühlt.«*[20]

Wir Männer denken häufig, dass eine bestimmte Frau wirklich heiß oder süß aussieht, vielleicht wirkt sie auch cool, souverän und selbstbewusst. Deshalb können wir uns nur schwer vorstellen, wie sehr sie innerlich von Unsicherheiten erfüllt ist und glaubt, dass ihr Intimbereich bestimmten Schönheitsstandards nicht gerecht werden kann. Sie hat Angst, dass sie nicht gegen andere Frauen bestehen kann, die du vor ihr geleckt hast, oder vergleicht ihre Vulva mit den Bildern, die sie in Pornos und anderen erotischen Aufnahmen gesehen hat. Pornostars benutzen aber selbst in ihrem Intimbereich oft geschickt aufgetragenes Make-up, manche lassen sich einer »Vaginalverjüngung« unterziehen und auch die Produzenten solcher Erotika wählen die besten Aufnahmen aus oder bereiten diese Bilder elektronisch nach. Kein Wunder, dass sich inzwischen sogar die ersten neunjährigen Mädchen eine kosmetische Operation ihres Intimbereichs wünschen![21] Gleichzeitig verstärken Werbespots für Produkte zur Frauenhygiene die Angst, dass der eigene Intimbereich unangenehm müffeln könnte. Bei den so erzeugten Gefühlen von Scham und Unsicherheit kann sich auch eine selbstbewusste Frau nicht immer genug entspannen, um sich einem Cunnilingus lustvoll hinzugeben.

Eine Studie, die im akademischen Fachmagazin *Journal of Sex Research* veröffentlicht wurde, zeigt darüber hinaus, dass viele Männer gern zum Cunnilingus bereit sind, aber Frauen mitunter davor zurückschrecken – und zwar, weil sie nicht allzu sehr daran interessiert sind, diesen Akt zu erwidern. Wie die Psychologin Karen Blair in dieser Studie herausfand, bieten Männer den Cunnilingus häufig nur in der Hoffnung an, im Gegenzug einen geblasen zu bekommen. Das macht Frauen aber oft keinen Spaß. Für sie reicht gängiger Geschlechtsverkehr (im Sinne von Penis in Vagina) als Gegenleistung vollkommen aus. »Die einzige Gruppe, die durchweg von großem Genuss und Befriedigung durch Orgasmen im Zusammenhang mit vaginaler Penetration berichtet, sind heterosexuelle Männer«, erklärt Blair. »Das deutet darauf hin, dass Frauen sich bereits mit dem angenehmsten Orgasmus für ihren männlichen Partner revanchieren, wenn sie sich auf Geschlechtsverkehr einlassen.«[22] Solltest du also der Ansicht sein, Oralsex gegen Oralsex wäre ein fairer Tausch: Viele Frauen empfinden das anders.

Es gibt eine ganze Reihe weiterer Gründe, weshalb eine Frau nicht allzu scharf darauf sein könnte, sich von dir lecken zu lassen:

- Sie glaubt, dir nicht zumuten zu können, sie stundenlang zu lecken, ohne dass sie zum Orgasmus gelangt, oder sie fühlt sich durch die damit verbundene Erwartungshaltung an sie zu sehr unter Druck gesetzt.

- Sie hat oder hatte gerade ihre Tage und möchte dich nicht mit ihrem Menstruationsblut konfrontieren, will das aber auch nicht zum Thema eines Gesprächs mit dir machen.

- Sie hat mit Oralsex schon mal unschöne Erfahrungen gemacht und scheut deshalb davor zurück, sich einem neuen Mann verwundbar darzubieten.

- Unerfahrene Frauen haben manchmal Angst,

ihren Partner zwischen ihren Schenkeln halb zu ersticken oder ihm wehzutun.

- Sie hatte im Zusammenhang mit ihren Geschlechtsorganen eine Operation, die sie emotional noch belastet, und vermeidet deshalb intime Berührungen.

- Ihre Klitoris ist ausgesprochen empfindlich.

- Sie lehnt Oralsex aus religiösen/kulturellen Gründen grundsätzlich ab oder mag diese Praktik einfach nicht.[23]

Die Frau, die du gern lecken würdest, blockiert deinen Vorschlag also und du weißt nicht, aus welchem der vielen möglichen Gründe sie das macht. Was kannst du in dieser Situation tun? Natürlich kannst du diese Entscheidung zuerst einfach mal akzeptieren, auch ohne dass sich die Frau dafür rechtfertigen muss. Wenn ihr aber ein engeres Verhältnis zueinander habt und euch sehr mögt, sollte vielleicht ein Gespräch darüber möglich sein, warum sie nicht geleckt werden möchte. Ihr könntet dann überlegen, ob sich die bestehenden Hindernisse gemeinsam aus dem Weg räumen lassen.

Darüber hinaus können die folgenden Dinge hilfreich sein, um einer Frau zu verdeutlichen, dass es keine ganz schlechte Idee wäre, sich von dir lecken zu lassen:

- Schlage ihr vor, die Stimmen in ihrem Kopf zum Schweigen zu bringen und sich ganz ihren Empfindungen zu überlassen, wenn du sie mit deiner Zunge verwöhnst. Mach ihr klar, dass es euch nicht darum gehen sollte, ein bestimmtes Ziel wie ihren Orgasmus zu erreichen, sondern einfach nur zu genießen.

- Frage sie nach ihren schönen Erfahrungen mit Cunnilingus und was ihr besonders gefallen hat. Dann sprecht ausführlicher darüber. Hast du schöne Erinnerungen an diese Praktik, die du mit dieser Frau teilen möchtest? Kannst du nachvollziehbar machen, was du generell an Cunnilingus so großartig findest? Zu Beginn dieses Ratgebers habe ich ja nicht ohne Grund ein paar mögliche Antworten auf diese Frage genannt.

- Wenn sie sich nicht sicher ist, was ihr gefällt, dann schlage ihr vor, dass ihr spielerischer mit den unterschiedlichsten Techniken experimentiert und sie nachspüren soll, welche davon ihr am meisten zusagen.

- Wenn du selbst in diesem Bereich noch unerfahren bist, dann gib es offen zu, ohne dich dafür zu schämen. Auf diese Weise könnt ihr gemeinsam neue Dimensionen der Lust erforschen. Wenn deine Partnerin in diesem Bereich erfahrener ist als du, kannst du dich auch von ihr leiten lassen.

- Schlag ihr vor, dass ihr vor dem Lecken gemeinsam duscht oder dass du es ihr unter der Dusche mit deiner Zunge besorgst. Unter diesen Umständen fallen womöglich ihre Bedenken weg, sie könnte nicht ausreichend sauber sein oder schlecht riechen.

- Wenn du selbst bestimmte Wünsche hast, zum Beispiel dass deine Partnerin sich ihre Schamhaare rasiert, bevor du dich an ihrem Schoß zu schaffen machst, dann formuliere das so positiv wie möglich, damit es nicht nach einer Forderung oder gar einer Zurückweisung klingt. (Sag also zum Beispiel: »Es wäre schön, wenn ...«) Biete ihr an, dafür auch ihren Wünschen entgegenzukommen. Frage dich im Zweifelsfall, ob du auf bestimmte Wünsche nicht (zunächst) verzichten möchtest, um überhaupt erst mal Oralsex mit dieser Frau beginnen zu können.

- Wenn es schließlich zum Cunnilingus zwischen euch kommt, dann zeige durch lustvolle Laute, Kommentare und Augenkontakt, dass dir tatsächlich gefällt, was du da treibst und dass es für dich nicht nur eine Pflichterfüllung darstellt. Je mehr deine Partnerin deine Begeisterung spüren kann, desto eher dürften ihre Hemmungen fallen.

Du kannst die Frau, die du lecken möchtest, manchmal auch beruhigen, indem du ihr zeigst, dass du weißt, was du tust, und dass du dir Gedanken gemacht hast, indem du guten Oralsex gründlich vorbereitest. Was das konkret bedeutet, verrät das nächste Kapitel.

Was kannst du tun, um tollen Oralsex vorzubereiten?

Es gibt eine ganze Reihe von Vorkehrungen, die du treffen kannst, damit das Lecken für deine Partnerin und dich möglichst toll wird. Hier ein paar Vorschläge:

- Viele Frauen empfinden es als unangenehm, wenn ein borstiger Bart in ihrem Schoß reibt und kratzt. Falls du einen Bart trägst, könntest du ihn also entweder abrasieren oder – falls du ungern auf diesen Gesichtsschmuck verzichten möchtest – ihn ein paar Minuten mit einer Haarspülung behandeln. Das macht seine Berührung für mehrere Stunden deutlich sanfter. Das ist nicht möglich, weil sich euer Oralsex spontan ergeben hat? Dann könntest du zum Beispiel ein Handtuch oder einen anderen Schutz unter dein Kinn legen, sobald du mit dem Lecken beginnst.

- Womöglich möchtest du nicht nur deine Zunge, sondern auch deine Finger mit in dein Liebesspiel einbringen und damit in der Vagina deiner Partnerin tätig werden. Vergiss also besser nicht, deine Nägel zu schneiden und zu feilen, da sie sonst Schmerzen und sogar Blutungen verursachen können, wenn sie die Scheidenschleimhaut einreißen.

- Möchtest du außer deinen Fingern Sextoys einsetzen? Auch die solltest du rechtzeitig besorgen.

- Wenn du deine Partnerin über längere Zeit leckst, dürfte dein Mund früher oder später unweigerlich austrocknen. Ein bereitgestelltes Glas Wasser schafft Abhilfe.

- Du kannst eine CD einlegen oder eine Spotify-Playlist abspielen, damit euch passende Hintergrundmusik in die richtige Stimmung bringt. Am besten geeignet sind sanfte, langsame und sinnliche Klänge, die dir auch dabei helfen, dein Tempo so weit zurückzunehmen, wie es beim Lecken sinnvoll ist. Vieles aus dem Bereich »Erotic Lounge« dürfte sich hier anbieten. (Spotify bietet in dieser Rubrik unzählige Playlists zur Auswahl.) Vielleicht findest du auch einen oder mehrere Songs, die deine Zungenschläge ganz automatisch zu einem passenden Rhythmus führen.

- Wenn einer von euch oder ihr beide auf romantische Stimmung steht, kannst du auch ein paar Kerzen im Raum verteilen und anzünden. Solches Schummerlicht dürfte euch helfen, zu entspannen und das Tempo zurückzunehmen.

- Wenn deine Partnerin sehr feucht wird oder beim Orgasmus heftig abspritzt, kannst du euch ein großes Handtuch unterlegen. So kann sich deine Freundin unbesorgt ihrer Lust hingeben, ohne sich Gedanken machen zu müssen, ob sie nasse Flecken in den Laken hinterlässt.

- Vielleicht magst du dir auch einen feuchten Waschlappen zurechtlegen. Damit könntest du direkt nach dem Cunnilingus dein Gesicht reinigen, bevor du wieder emportauchst, um deiner Partnerin einen Kuss auf den Mund zu geben. Es hängt natürlich davon ab, wie heikel sie in solchen Fragen ist, aber manche Frauen schrecken reflexartig zurück, wenn sie jemanden küssen sollen, dessen Gesicht mit ihren Säften durchtränkt ist.

Es ist auch nicht übertrieben penibel, wenn du deine Hände und deinen Mund gut säuberst, bevor du damit in den Schoß deiner Liebsten tauchst. Der Intimbereich der meisten Frauen reagiert nämlich sehr empfindlich auf Bakterien.

Vermutlich möchtest du auch, dass deine Partnerin ihren Intimbereich so gut vorbereitet, dass man davon essen könnte. Aber natürlich willst du sie auch nicht plump dazu auffordern und so etwas sagen wie: »Wasch dich heute Abend mal da unten.« Das ist in aller Regel auch gar nicht nötig. Wie die vorangegangenen Kapitel gezeigt haben, hegen viele Frauen in dieser Hinsicht eher zu große als zu geringe Sorgen. Normalerweise sollte also schon eine Andeutung genügen, was du mit deiner Liebsten vorhast, und sie wird kurz »nur mal auf Toilette gehen«, um sich in Wirklichkeit mit Seife, Cremes oder frischer Unterwäsche vorzubereiten. Sollte deine Partnerin in dieser Hinsicht nachlässig sein, kannst du auch eine gemeinsame Dusche vorschlagen, bevor es zur Sache geht.

Eine wesentlich schwierigere Frage ist, wie deine Freundin längerfristig den Geschmack ihrer Vagina so beeinflussen kann, dass er für dich angenehm ist. Generell wird hier der Genuss von Früchten wie Melone,

Kiwi, Ananas und Erdbeeren empfohlen, wohingegen von Broccoli, Spargel, salzigem Essen, Fleisch, Kaffee und Zigaretten abgeraten wird. Allerdings wirken zu viele verschiedene Faktoren von Kleidung bis zu Hormonen auf den Geschmack der weiblichen Vagina ein, als dass eine bestimmte Diät ihn zuverlässig verändern könnte. Ihr könnt aber natürlich gern ein bisschen experimentieren, ob das bei euch trotzdem ganz gut klappt, zumal all die empfohlenen Speisen ja ohnehin gesund, erfrischend und lecker sind.

Wie leitest du das Lecken deiner Partnerin geschickt ein?

Ich habe auf den vorangegangenen Seiten mehrere Male erwähnt, dass du das Tempo beim Oralsex deutlich drosseln solltest – aus gutem Grund. Zwar haben verschiedene Frauen unterschiedliche Bedürfnisse, die auch mal entsprechend ihrer jeweiligen Stimmung wechseln. Bei der Recherche für diesen Ratgeber zeigte sich aber auch: Fragt man Frauen danach, was sie als den größten Fehler eines Mannes beim Oralsex betrachten, lautet eine der häufigsten Antworten: »Er stürzt sich sofort wie ein Geier auf meine Klitoris.«

Stattdessen ist es oft sinnvoll, so langsam wie möglich vorzugehen, geradezu in Zeitlupe. Wenn du den Eindruck hast, dass du dir jetzt aber wirklich zu viel Zeit nimmst, ist es vermutlich gerade richtig. Viele Frauen benötigen ein geduldiges Vorspiel, um ihre Unsicherheit ablegen und ausreichend in Stimmung geraten zu können.

Das kannst du zum Beispiel auf folgende Weise bewerkstelligen:

- Du fängst damit an, dass du deine Partnerin auf den Mund küsst, wobei du mit deiner Zunge über ihre Lippen leckst, als würdest du damit das Lecken ihrer Schamlippen vorwegnehmen. Lass sie spüren, was auf sie zukommt. Auch die Lippen des Mundes, vor allem deren Innenseite, gehören zu den Bereichen des menschlichen Körpers, die für sinnliche Stimulationen besonders sensibel sind.

- Widme dich dann ihrer Halsbeuge, um mit deinen Küssen ganz langsam und allmählich ihren Körper herabzuwandern. Verweile an einzelnen Punkten wie den Brustwarzen, dem Nabel, dem unteren Teil ihres Bauches, dem Becken und Schambein ruhig etwas länger. Bedecke viele

Stellen ihres Körpers mit deinen Küssen, bevor du dich dem Schoß deiner Partnerin näherst. Zeige ihr, wie sehr du den Kontakt mit ihrem Körper genießt. Sage ihr, welche Stellen du besonders aufregend findest, und zeige, wie scharf sie dich macht. Streichle und massiere verschiedene Stellen, wenn du Lust darauf hast. Heize deine Partnerin auf diese Weise spielerisch immer weiter auf, sodass sie nicht den Eindruck hat, es gehe alles zu schnell, sondern dass sie es selbst kaum noch aushalten kann, bis du endlich richtig zur Sache kommst. Wenn du alles richtig machst, sollte sie kaum mehr anders können, als dir ihren Schoß sehnsüchtig entgegenzudrängen.

- Wenn sie ihren Slip noch trägt, kannst du deine nächsten Küsse auch auf den Stoff setzen, statt ihn deiner Partnerin vom Leib zu reißen. Vielleicht setzt du dabei außerdem deine Zunge ein, obwohl du damit vorerst nur den Stoff und nicht die Möse deiner Liebsten schmeckst. Auch damit fachst du ihr Begehren weiter an.

- Statt ihr im nächsten Schritt den Slip herunterzuziehen, kannst du die erotische Spannung noch weiter steigern, indem du mit deinen Küssen stattdessen an einem Innenschenkel deiner Partnerin herab und dann am anderen wieder hinauf wanderst. Auch die Innenschenkel gehören zu den Körperteilen, die wegen vieler Nervenenden sehr sensibel sind. Streicheln, Lecken, Massieren und sanftes Hauchen und Pusten wecken in deiner Liebsten immer lustvollere Empfindungen, obwohl du dich mit ihrem Schoß noch gar nicht beschäftigst.

- Auch jetzt entfernst du den Slip deiner Partnerin noch nicht, sondern ziehst ihn nur ein kleines Stück herunter, um den Venushügel oberhalb ihrer Klitoris zu küssen und mit deiner Zunge zu stimulieren.

- Hast du ihr den Slip schließlich abgestreift, kannst du einige weitere Sekunden mit deinem Kopf über dem Schoß deiner Partnerin schweben und ihn erst einmal nur deinen heißen Atem spüren lassen. Das einzige Risiko, wenn du es hiermit übertreibst, besteht darin, dass deine Partnerin plötzlich doch Angst bekommst, du würdest zögern, weil sie dort unangenehm riecht. Du solltest also durch deine Gesichtszüge, zum Beispiel ein Lächeln der Vorfreude, erkennen lassen, dass das keineswegs der Fall ist.

- Wenn du das alles mit geradezu provozierender Geduld tust, dürftest du am Gesicht deiner Partnerin ablesen können, dass sie dieses Spiel nicht mehr lange aushalten kann. Vielleicht lässt sie auch eindeutige Stöhnlaute hören, zieht deinen Kopf zu ihrem Schoß oder bettelt dich auf unmissverständliche Weise an, sie nicht länger hinzuhalten.

- Auch wenn du jetzt allmählich mit dem Oralsex beginnst, brauchst du nichts zu überstürzen. Statt sofort auf die Klitoris wie auf das Bulls Eye beim Dartspiel abzuzielen, kannst du dich ihr kreisförmig nähern. So wie du bei einem mehrgängigen Menü mit dem außen liegenden Besteck beginnst und dich nach innen vorarbeitest, kannst du auch beim Cunnilingus zu Werke gehen. Du würdest also mit dem

Venushügel und den Schamlippen beginnen und deine Partnerin erst mal dort deine Lippen und deine Zunge sanft spüren lassen. Auf diese Weise aktivierst du die Nerven und die Blutzirkulation im Schoß deiner Liebsten immer stärker und machst deine Partnerin dort noch empfänglicher, als sie ohnehin schon ist.

- Wenn du den Eindruck hast, dass diese Prozedur allzu langatmig ist und deine Ungeduld doch die Oberhand zu gewinnen droht, hilft es, dir klarzumachen, dass du nicht nur deiner Partnerin, sondern auch dir selbst mit diesem Vorgehen etwas Gutes tust. Je erregter deine Liebste nämlich schon geworden ist, bevor du mit dem eigentlichen Lecken beginnst, desto weniger Ausdauer wirst du dafür benötigen. Der Sex-Experte Paul Joannides formuliert das, worauf es ankommt, sehr gut, wenn er schreibt: *»Eine nasse Zunge ist kein Gegengift für eine unerregte Klitoris – Fantasie, Romantik, Necken, Küssen, Streicheln und Vorspiel sind es. Deine Zunge kann nur verstärken, was du da unten bereits mit anderen Mitteln in Gang gesetzt hast. Deine Zunge ist völlig nutzlos, wenn* *die Erwartung und das Begehren danach nicht bestehen.«*[24]

- Apropos Ausdauer: Jetzt ist auch in ganz anderer Hinsicht der richtige Punkt gekommen, dich um dich selbst zu kümmern und darum, dass du deine Freude am Lecken möglichst lange aufrechterhalten kannst. Du solltest jetzt nämlich dafür sorgen, dass sich dein Hals in einer angenehmen, nicht verkrampften Position befindet, in der du es selbst dann problemlos aushalten kannst, wenn sich der Oralsex länger hinziehen sollte, als du es erwartest.

Jetzt kannst du mit dem Lecken beginnen.

Wie kannst du beim Lecken weiter vorgehen?

Viele Frauen mögen es, wenn du zum Einstieg deine Zunge ganz flach werden lässt, sodass du damit eine möglichst große Zone bedeckst, um damit von unten nach oben immer noch sehr langsam und ganz sanft über ihre Vulva zu fahren. Lass also einfach deine Zunge aus dem Mund gleiten und entspanne sie dabei komplett. Wende gerade so viel Druck an, wie du es zum Beispiel tun würdest, um von einer Waffel herabtropfendes Eis abzulecken. Die Kombination aus großer Fläche, langsamen Bewegungen und sanftem Druck sorgt dafür, dass die Nerven deiner Partnerin ganz allmählich gereizt werden und zum Leben erwachen, wodurch ihre Empfindsamkeit steigt. Wenn du beim Lecken zuletzt auch über die Klitoris deiner Partnerin streifst, kannst du auch erahnen, wie es in den nächsten Minuten weitergehen wird. Erschauert deine Liebste jetzt schon unter den Berührungen deiner Zunge, hast du leichtes Spiel mit ihr. Bleibt deine Partnerin liegen, ohne besondere Reaktionen zu zeigen, steht dir vermutlich ein längerer Einsatz bevor.[25]

Folgende Dinge können hilfreich sein, damit dein Engagement möglichst gut ankommt:

- Achte darauf, dass deine Zunge gut mit Speichel bedeckt ist. Das sollte ausreichen, damit sie gut über die Vulva deiner Partnerin hinweggleitet. Es ist nicht sinnvoll, sondern höchstens kontraproduktiv, auf die Geschlechtsorgane deiner Partnerin zu spucken. Das wäre zu viel des Guten: Dein natürlicher Speichelfluss und die Feuchtigkeit deiner Partnerin dürften vollkommen genügen. Du solltest nur vermeiden, deiner Partnerin ihre hervorsickernde Feuchtigkeit gleich wieder abzulecken, sondern ihren Saft stattdessen mit deiner Zunge verreiben. Dann sollte es in dieser Zone weder zu nass noch zu trocken sein.

- Mach keine Bewegungen mit deiner Zunge, sondern höchstens mit deinem Kopf. Alle Bewegungen, die du mit deiner Zunge machst, ruinieren den Rhythmus, den du etablieren möchtest, und verringern die Fläche, die du zum Einsatz bringst.

- Am flüssigsten dürfte dir das Lecken glücken, wenn du unten an der Fourchette beginnst, deine Zunge hinaufbewegst zur Klitoris, abbrichst, und dann dieselbe Bewegung ständig wiederholst.

- Es ist nicht nötig, dass du irgendwann beginnst, mehr Druck auszuüben. Stärkerer Druck bedeutet nicht unbedingt eine stärkere Stimulation. Stattdessen strengst du nur unnötig deine Zungenmuskeln an, wodurch sie schneller erschöpft werden. Wenn du Druck ausüben möchtest, dann nur mit deinen Nackenmuskeln.

- Du kannst leicht kalibrieren, wie viel Druck sinnvoll ist, wenn du federleicht anfängst und dabei auf die Reaktion deiner Liebsten achtest. Wenn sie jetzt schon Zeichen deutlicher Erregung wie schnelles Atmen, Stöhnen und so weiter zeigt, gibt es keinen Grund, dich noch mehr ins Zeug zu legen. Nur, wenn du merkst, dass deine Partnerin mehr Druck benötigt, kannst du ihr diesen Gefallen tun.

- Auf ähnliche Weise kannst du herausfinden, welches Tempo bei deiner Partnerin die stärkste Wirkung erzeugt: sehr langsame, genüssliche Bewegungen oder eine Zunge, die in ihrem Schoß herumflitzt? Gib ihr auch in dieser Hinsicht das, was sie braucht.

- Du kannst die äußeren Schamlippen deiner Partnerin mit deinen Fingern sanft auseinanderziehen, um sie noch besser lecken zu können und um dann mit den inneren Schamlippen weiterzumachen. Jetzt kannst du auch küssen und saugen und schließlich doch mit deiner Zungenspitze in diesem Raum aktiv werden. Du kannst deine Partnerin mit deiner Zunge ficken, indem du mit ihr immer wieder in die Vagina deiner Liebsten fährst. Besonders gut kommt es oft an, wenn es dir dabei immer wieder gelingt, auch die Klitoris deiner Partnerin zu streifen. Wenn du während des Leckens die Schamlippen deiner Partnerin mit den Fingern auseinanderdrückst, wird dadurch ihre Klitoris praller und steifer und sollte deshalb empfindlicher auf erotisches Liebkosen reagieren.

Außer Geschwindigkeit und Druck ist der Teil deiner Zunge, den du zur Stimulation benutzt, ein entscheidender Faktor bei der Frage, welche Empfindungen du hervorrufst. Mit der breiten Zunge erwischst du mehrere erogene Zonen gleichzeitig oder zumindest unmittelbar nacheinander, mit der Zungenspitze kannst du dir Punkte aussuchen, bei denen du besonders intensive Empfindungen hervorrufen willst.

Eine Studie, die im Jahr 2017 im Fachmagazin *Journal of Sex & Marital Therapy* veröffentlicht wurde, fand heraus, dass es drei Techniken gibt, die Frauen in diesem Bereich am liebsten haben: eine wiederholte rhythmische Bewegung, das Kreisen um die Klitoris und das Wechseln zwischen verschiedenen Zungenbewegungen (also etwa zur Klitoris hochlecken, die Klitoris mit der Zunge umkreisen und dann wieder von vorn).[26] Das ist ein überschaubares Repertoire. Du brauchst also gar nicht die lustigsten Verrenkungen einzusetzen. Im Gegenteil: Sobald du einmal herausgefunden hast, dass eine bestimmte Bewegung deine Liebste in Verzückung versetzt, bleibst du am besten dabei.

Um das, was du tust, noch individueller auf die Vorlieben deiner Partnerin zuzuschneiden, kannst du ihr auch vor dem Oralsex beim Masturbieren zuschauen, um so zu lernen, wie sie gern berührt werden möchte, und dies später mit deiner Zunge nachzuahmen.

Falls du doch ein wenig experimentieren und mehr Abwechslung in die Sache bringen möchtest, probier doch mal, ob eines dieser Manöver deine Partnerin besonders stark in Ekstase bringt:

- Benutze statt deiner Zunge deine Lippen, um den Eingang ihrer Vagina zu erkunden.

- Lecke die Zahl Acht über die Vulva deiner Partnerin, wobei du mit dem unteren Bogen der Acht ihren Damm und mit dem oberen Bogen ihre Klitoris streifst.

- Lecke ein auf dem Kopf stehendes V, wobei die Klitoris der Punkt ist, wo sich die beiden Linien des V treffen.

- Wechsle deine Position so, dass du mit deiner Zunge seitlich statt von unten nach oben über die Klitoris deiner Partnerin streichen kannst. Mit dieser sogenannten Kivin-Methode kannst du andere Lustpunkte stimulieren als gewohnt. Diese Technik soll besonders lustvoll sein, wenn du gleichzeitig mit den Fingern gegen den Damm deiner Partnerin drückst. Manche Frauen berichten, dass sie durch dieses Vorgehen innerhalb von drei Minuten zum Orgasmus gelangen.[27] Auch wenn es keine Garantie gibt, dass das bei deiner Partnerin ebenfalls funktioniert, spricht das für die heftigen Empfindungen, die dieses Manöver auslösen kann.

Wie verwöhnst du die Klitoris deiner Partnerin?

Einige Frauen reagieren ausgesprochen empfindlich auf eine direkte Stimulation ihrer Klitoris. Wenn du es also mit einer Frau zu tun hast, von der du das weißt, oder mit einer Frau, mit deren Klitoris du noch keine nähere Bekanntschaft gemacht hast, empfiehlt es sich, langsam und vorsichtig vorzugehen. Du könntest zum Beispiel erst einmal rund um die Klitoris und ihre Haube herum lecken und saugen. Im nächsten Schritt spielt deine Zunge mit dem Häubchen der Klitoris und du wartest ab, wie deine Partnerin darauf reagiert. Erst wenn deine Partnerin dir entweder mitteilt, dass du dich nicht zurückzuhalten brauchst, oder immer stärker in einen Zustand der Erregung gerät, solltest du das Häubchen zurückschieben und die Klitoris direkt angehen.

Auch dabei ist es meistens am sinnvollsten, wenn der Kontakt mit deiner Zunge so sanft ist wie die Berührung einer Feder. Wenn du zum Beispiel an der Klitoris saugen möchtest, hilft es vielleicht, dass du dir vorstellst, du hättest eine zarte Weintraube zwischen deinen Lippen, die du nicht zerquetschen oder aufbrechen möchtest. Aber auch hier sind Frauen verschieden: Manche können ein festes Lecken nur dann ertragen, wenn sie kurz vor dem Höhepunkt stehen, andere brauchen es, um überhaupt dorthin zu gelangen.

Sobald die Klitoris deiner Partnerin mit stärkeren Reizen zurechtkommt, kannst du immer wieder mit der Zunge dagegenschnippen – von oben nach unten, seitlich und kreisförmig – um dabei allmählich an Tempo zuzulegen. Sause mit deiner Zungenspitze über diesen Lustknopf, als würdest du einen Boden fegen. Dann kannst du deine Lippen auf die Klitoris stülpen und durch Saugen immer wieder Unterdruck erzeugen. Auch hierbei kannst du an Heftigkeit zulegen.

Abwechselnd Vakuum zu erzeugen, mit der Zungenspitze gegen die Klitoris zu trommeln und an der Klitoris zu lecken ist oft gut dazu geeignet, die Erregung einer Frau zu steigern. Manchen Frauen gefällt es aber auch sehr gut, wenn du bei einer Technik bleibst, also etwa immer wieder Unterdruck erzeugst, um dann nachzulassen. Vermutlich merkst du bald, auf welche Stimulation deine Partnerin besonders heftig reagiert. Vielleicht findest du auch heraus, dass manche Stellen ihrer Klitoris (zum Beispiel zwei und drei Uhr, wenn man sich die Klitoris als ein Zifferblatt vorstellt) für Liebkosungen besonders empfänglich sind, weil sich dort besonders viele Nervenenden befinden. Dann kannst du deine Zunge immer wieder von einer Stelle zur anderen flattern lassen.

Achte darauf, ob die Reize, die du auslöst, für deine Partnerin noch gut erträglich sind. Sobald du Anzeichen von Missfallen wahrnimmst, ist es vermutlich eine gute Idee, die Heftigkeit deiner Bemühungen, also Druck und Tempo, ein wenig zurücknehmen oder sogar ihre Klitoris erst einmal ganz in Ruhe zu lassen und stattdessen andere Stellen zu lecken. Das ist nicht nur sinnvoll, weil eine Klitoris an Reizen übersättigt und sogar etwas wund werden kann, wenn sie für längere Zeit ununterbrochen stimuliert wird, sondern auch, weil deine Zunge beim ständigen Kreisen schnell ermüdet.

Wenn du schon mal den einen oder anderen Beitrag über Techniken beim Cunnilingus gelesen hast, bist du mit hoher Wahrscheinlichkeit auch auf den Tipp gestoßen, mit deiner Zungenspitze das Alphabet auf die Klitoris zu schreiben. Schauen wir uns einmal an, was Fachleute zu diesem Ratschlag zu sagen haben:

- *»Ich weiß nicht, wer das erfunden hat, aber es war definitiv keine Frau. Das Nachzeichnen des Alphabets mit der Zunge macht alles, was man nicht tun sollte. Sie rasen wild in der Gegend* *herum, ohne beständigen Rhythmus, und sie benutzen die feste Zungenspitze mit stechenden Bewegungen.«*[28]

- *»Möglicherweise ist dies die beste Technik, die es gibt, also hören Sie zu! Es mag komisch klingen, aber positionieren Sie Ihre Zunge (eine spitze Zunge funktioniert hier am besten) entweder seitlich oder oben an ihrer Klitoris und beginnen Sie, mit Ihrer Zunge das ABC zu zeichnen. Ja, Sie haben richtig gehört. Dies gibt Ihrer Partnerin ein klitorales Gefühl, das dem des kreisförmigen Streichelns ähnelt und sich für Ihre Partnerin einfach göttlich anfühlt. Das ABC-Streicheln ist deshalb so kraftvoll, weil es genau das richtige Maß an Kontakt sowohl mit der Klitorishaube als auch mit dem Klitoriskopf gibt, während es die Dinge durcheinanderbringt. Sie erhalten das Beste aus allen Welten – perfekten Kontakt, einen ausgezeichneten Rhythmus, aber keine Berührung gleicht der anderen. Die verschiedenen Buchstaben, die Sie mit Ihrer Zunge nachzeichnen werden, lassen genügend Variation zu, damit Ihre Partnerin nur ahnen kann, was als Nächstes kommt, und bald kurz vor dem Orgasmus steht!*

Nur sehr wenige Männer mit ausreichend aufgewärmten Partnern haben es bis zum Buchstaben Z geschafft.«[29]

- *»Bitte verwenden Sie nicht die Technik ›Schreiben des Alphabets mit der Zunge‹ – es sei denn, Sie wollen die Stimmung verderben. Ich schwöre, dass dies ein Mythos ist, der von irgendeinem (männlichen) Sex-›Guru‹ erfunden wurde, um eine 100-prozentig garantierte, leicht verständliche – aber völlig bescheuerte – Technik anzubieten, wie man jede Frau zum Orgasmus bringt. Tut mir leid, Leute. Eine solche Technik existiert nicht.«*[30]

Ich hätte hier mit weiteren widersprüchlichen Ratschlägen zu derselben Frage weitermachen können, aber ich denke, das Grundproblem ist klar geworden. Diese einander komplett widersprechenden Tipps bedeuten nicht, das manche Autoren nicht wissen, wovon sie sprechen, und andere schon. Sie rühren daher, dass verschiedene Frauen unterschiedlich auf ein und dieselbe Stimulation reagieren. Eine gewisse Orientierungshilfe hätte man vielleicht, wenn man eine groß angelegte Studie mit Tausenden von Frauen durchführen würde, aber selbst deren Ergebnis würde dir nur einen Anhaltspunkt geben. Wie speziell deine Partnerin reagiert, darfst du selbst herausfinden.

Dasselbe gilt für alle anderen Tipps. Beispielsweise führen die folgenden Ratschläge bei manchen Frauen zu einem Volltreffer, aber es gibt keine Garantie, dass sie immer und bei jeder Frau zuverlässig funktionieren:

- Beim sogenannten »Motorbootfahren« legst du die Innenseite deiner Lippen gegen die Klitoris, übst mit dem Gewicht deines Kopfes Druck aus und schüttelst dann heftig den Kopf. (Ob du dabei wirklich die Geräusche eines Außenbordmotors machst, bleibt dir überlassen.)

- Manche Frauen versetzt es in höchstes Entzücken, wenn du leise summst, während du an ihrer Klitoris zuzelst.

- Lege einen Finger auf jede Seite der Klitoris und mache eine kleine Scherenbewegung, während du die Klitoris mit deiner Zunge oder deinen Lippen stimulierst. Wenn sie funktioniert, dient die Scherentechnik dazu, die Klitoris ein wenig vom Rest des Schoßes zu isolieren, sodass sich die lustvollen Empfindungen bei ihr umso heftiger ballen.

- Während du an der Klitoris deiner Partnerin beschäftigt bist, lege deine Hand auf ihren Bauch, um ihre Aufmerksamkeit zu wecken. Stelle dann Augenkontakt her. Viele Frauen empfinden das als extrem sexy.

Bei all diesen Techniken gibt es aber immer auch Frauen, die sie komplett lächerlich finden, weil sie ihnen überhaupt keinen Lustgewinn bringen. Wie es sich speziell bei deiner Partnerin in genau diesem Moment verhält, kannst du nur durch gute Kommunikation herausfinden. Darum geht es im nächsten Kapitel.

Wie verständigst du dich mit deiner Partnerin während des Leckens?

Eine Umfrage, die die Produzenten eines Sextoys für Oralverkehr durchführten, gelangte zu dem verblüffenden Ergebnis, dass 59 Prozent der Männer im Alter zwischen 21 und 45 Jahren nicht wussten, was genau ihre Partnerin überhaupt mag, wenn es um diese Spielart geht. Wie so oft gab es auch hier das passende Gegenstück beim anderen Geschlecht: Nur 30 Prozent der Frauen fühlten sich wohl dabei, ihrem Partner zu erzählen, was sie brauchten, um zum Orgasmus zu gelangen.[31]

Du kannst dich also nicht unbedingt darauf verlassen, dass eine Frau, die du leckst, dir von sich aus erzählt, was sie besonders gern hat. Du musst und darfst nachfragen. Das beginnt schon bei den einfacheren Dingen: Womöglich ist es dir peinlich und du fühlst dich sehr unbeholfen, wenn du eine Frau bittest, dir zu zeigen, wo sich ihre Klitoris befindet. Du würdest die Situation aber nur noch schlimmer machen, wenn du auf gut Glück vorgehst und dich vertust. Manchmal ist die Klitoris – abhängig von Körperbau und Intimbehaarung der Frau sowie der Größe ihrer Klitoris – eben etwas schwerer zu finden.

Noch viel weniger bricht dir ein Zacken aus der Krone, wenn du bei jenen Dingen nachfragst, bei denen du es wirklich nicht wissen kannst: Wie möchte diese Frau gern von deiner Zunge berührt werden? Sagt ihr eine von dir angewendete Technik sehr zu oder eher nicht? An welchen Stellen darfst du sie verwöhnen? Sind Druck und Tempo so okay oder solltest du etwas verändern? Statt zu raten, empfiehlt es sich, einfach mal nachzufragen.

Allerdings gilt auch hier, dass Frauen verschieden reagieren. Manche von ihnen finden es nervig, wenn ein Mann beim Oralsex »ständig dazwischenlabert«, obwohl seine Zunge doch eigentlich mit Lecken beschäftigt sein sollte. Das ist insoweit nachvollziehbar, als diese Frauen gern in ihre erotischen Träume wegtauchen, während du ihnen himmlische Gefühle bereitest, und es stört sie dann, aus diesen Träumen herausgerissen zu werden. Wenn sie darüber klagen, übersehen sie jedoch eines: Fragen dazu, wie sie es denn gern hätten, stören nur beim ersten Mal. Je hilfreicher ihre Antworten sind, desto schneller kommst du auf den Trichter, wie du am besten vorgehen kannst, um ihre Lustgefühle noch intensiver zu machen.

Nur übertreiben solltest du es nicht. Eine Frau ist kein Navi, das dich alle paar Sekunden anweist, wo du als Nächstes hinsteuern solltest. Wenn deine Partnerin mit geschlossenen Augen und einem versonnenen Lächeln auf den Lippen daliegt, scheinen die Dinge ja gut zu laufen und der Zeitpunkt für eine Lagebesprechung ist schlecht gewählt. Noch ungünstiger kämen Fragen, wenn deine Partnerin gerade auf ihren Orgasmus zurast. Dann hältst du besser die Klappe, statt deine Partnerin mutwillig aus ihrer

Wonne zu reißen. Besonders zu Beginn des Oralsex sollte es aber kein Problem sein, knappe Fragen wie »So okay?« oder »Schneller?« zu stellen. Wenn du Angst hast, dabei nicht männlich und souverän genug zu klingen, kannst du deine Fragen ja entsprechend formulieren: »Das macht dir Spaß, Süße, oder? Sag mir, was du brauchst!«

Manche Frauen haben zu große Hemmungen, über ihre sexuellen Reaktionen zu sprechen. Aber auch diese Frauen verraten dir zumeist alles, was du wissen musst: durch ihre Körpersprache, ihre Körperspannung, die Laute, die sie von sich geben, und ihren Gesichtsausdruck. In der Regel brauchst du kein Mentalist zu sein, um die Signale richtig zu deuten: Wenn dir eine Frau ihre Hüfte entgegendrängt und ihre Atmung schneller geht, machst du alles Wesentliche richtig und du brauchst das nur konsequent weiter fortzusetzen. Zieht sie ihre Hüfte hingegen ein Stück zurück oder presst sie unwillkürlich ihre Schenkel zusammen, bist du allzu ungestüm. Werden die Schamlippen infolge deines Engagements dunkler und größer, bist du auf dem richtigen Weg. Und wenn deine Partnerin deinen Kopf packt und festhält, während du eine bestimmte Stelle leckst, steht sie wohl unmittelbar vor dem Höhepunkt. All diese Reaktionen lernst du schnell richtig zu deuten. Nur manchmal bleibt unklar, ob sich eine Frau vor Ekstase windet oder weil ihr etwas unangenehm ist. Entdeckst du auch keine anderen Signale, die für mehr Klarheit sorgen, bleibt dir nichts anderes übrig, als nachzufragen.

Vielleicht möchtest du deiner Liebsten auch ein kleines Spiel vorschlagen: Du probierst nach und nach verschiedene Techniken aus, die du zum Beispiel durch diesen Ratgeber gelernt hast, und deine Partnerin darf sie dann bewerten. Ein bestimmtes Manöver zum Beispiel auf der Skala von Schulnoten einzuordnen, dürfte vielen Frauen viel leichter fallen, als ihre sexuellen Empfindungen detailliert offenzulegen. Diese Bewertungen kannst du als Aufhänger für ein vertiefendes Gespräch darüber verwenden, was deine Liebste mag und was nicht. Allein die Wertschätzung, die du mit deinem Interesse daran zeigst, ihr so große Lust wie möglich zu verschaffen, dürfte in einer Frau wohlige Gefühle erwecken und ihr Vertrauen stärken, dass sie bei dir in guten Händen ist.

Wenn dein Gedächtnis bei solchen Dingen allerdings zweifelhaft sein sollte, ist es nicht verkehrt, wenn du dir sofort Notizen machst, sobald du wieder allein bist und die Dinge noch frisch in deinem Kopf sind. Zugegeben, das wirkt ein bisschen neurotisch. Aber erstens braucht das außer dir niemand zu wissen und zweitens ist das geschickter, als seinem Gedächtnis zu vertrauen und beim nächsten Cunnilingus festzustellen, dass du jetzt doch vergessen hast, welche Technik auf besonders starken Anklang gestoßen ist. Solltest du dich nicht mehr daran erinnern, obwohl es dir die betreffende Frau mitgeteilt hat, hinterlässt du nicht gerade den Eindruck eines aufmerksamen Liebhabers.

Allerdings ist es nicht nur deine Partnerin, die beim Oralsex rückmelden kann, wie sie sich gerade fühlt. Du kannst dasselbe tun. Ich hatte es ja schon erklärt: Du gibst deiner Partnerin damit die Sicherheit, dass dir die Sache wirklich Spaß macht und du das Lecken nicht als eine Pflichtaufgabe betrachtest, die du nun mal hinter dich bringen musst. Es geht dabei nicht darum, Gefühle der Lust vorzutäuschen, die du in Wahrheit nicht empfindest, oder deiner Liebsten einen Porno vorzuspielen. Aber die Erregung, die du tatsächlich empfindest, darfst du auch hören lassen – sei ei es durch ehrliche Komplimente wie »Du schmeckst fantastisch!« oder durch begeistertes Stöhnen. Letzteres kann sogar Vibrationen in den Unterleib deiner Partnerin senden, die ihre Lust noch mehr verstärken. Und je mehr du zeigst, wie wohl du dich fühlst, desto mehr springt deine Erregung auf deine Partnerin über.

Wie kannst du deiner Partnerin während des Leckens sonst noch Lust bereiten?

Wenn du dich beim Oralsex mehr als einer einzigen erogenen Zone deiner Partnerin widmest, dürfte es dir in den meisten Fällen gelingen, bei ihr eine noch intensivere sexuelle Spannung zu erzeugen. Damit steigen auch die Chancen, dass du deine Liebste zu einem besonders heftigen Orgasmus bringst. Gleichzeitig mit dem Lecken weitere Aktionen durchzuführen, ist gar nicht so schwer, und du hast hier eine große Auswahl an Möglichkeiten. Einige Vorschläge:

- Reibe die Schamlippen deiner Partnerin mit den Fingern, während du ihre Klitoris leckst.

- Lass deine Hände am Körper deiner Partnerin nach oben gleiten und stimuliere ihre Brüste.

- Lecke ihre Schamlippen und reibe dabei mit einem Finger ihre Klitoris.

- Massiere während des Cunnilingus die Schenkel deiner Partnerin.

- Massiere den Venushügel deiner Partnerin, während du ihre Klitoris leckst. Damit stimuliert deine Zunge die Klitoris deiner Liebsten von außen und deine Hände erzeugen intensive Gefühle in jenem größeren Teil der Klitoris, der sich im Körper deiner Partnerin befindet.

- Massiere mit möglichst leichtem Druck das hochsensible Gewebe zwischen der Harnröhrenöffnung und der Klitoris. Die Reizung dieses Gewebes setzt Glückshormone wie Serotonin frei.

- Ziehe ganz sanft am Schamhaar deiner Partnerin.

- Ziehe während des Leckens ebenso sanft an den Schamlippen deiner Liebsten.

- Schiebe Zeige- und Mittelfinger einer Hand in die Vagina deiner Partnerin. Krümme deine Finger dann nach oben mit einer Bewegung, als ob du jemanden heranlocken wolltest. Du dürftest so mit deinen Fingerkuppen jene mit vielen Nervenenden durchzogene Stelle ihrer inneren Vaginalwand treffen, die als »G-Punkt« beschrieben wird und deren Reizung bei vielen Frauen zu höchsten Lustgefühlen führt. Beginne langsam, um dann allmählich schneller zu werden und ein Tempo zu finden, bei dem sich deine Partnerin am wohlsten fühlt.

- Drücke während des Leckens gegen den Damm deiner Partnerin und massiere ihn. Damit stimulierst du von außen eine Stelle schwammartigen Gewebes, das sich an der hinteren Vaginalwand direkt gegenüber dem G-Punkt befindet. Bei vielen Frauen ruft dies starke Lustgefühle hervor. Du kannst dieselbe Zone auch von innen reizen, das ist aber ein bisschen schwerer. Es ist in allen Fällen sinnvoll, dass du deine Finger anfeuchtest, bevor du sie in die Vagina deiner Partnerin schiebst. Damit vermeidest du Hautreizungen.

- Du kannst deine Liebste auch stimulieren, wenn du mit deinen Fingern ihren Hintern verwöhnst, vielleicht sogar leicht hineingleitest. Danach gehört derselbe Finger allerdings nicht ungereinigt in die Vagina deiner Partnerin.

- Nicht zuletzt kannst du auch selbst Hand an dich legen und deinen Penis stimulieren, während du deine Partnerin leckst. Dadurch verstärkst du deine eigene Lust und das dürfte auf deine Liebste überspringen.

Das alles sind Methoden, die bei verschiedenen Frauen unterschiedlich gut funktionieren. Was bei der einen Frau heftige Lustgefühle auslöst, kann die andere eher kalt lassen. Es gibt auch Frauen, die es überhaupt nicht mögen, wenn ihr Partner während des Leckens weitere erogene Zonen ihres Körpers stimuliert. Es lenkt sie zu sehr von den Empfindungen ab, denen sie sich hauptsächlich hingeben möchten.

Wie setzt du während des Leckens Sextoys geschickt ein?

Außer deinen Fingern kannst du auch Sextoys dazu verwenden, mehrere erogene Zonen zugleich zu stimulieren. Manchen Männern scheint das ein wenig

»unsportlich« vorzukommen: Sie betrachten es als ihre Aufgabe, ihre Partnerin ohne irgendwelche Gimmicks zum Höhepunkt zu bringen, und nehmen es als persönliches Scheitern wahr, wenn sie dabei »versagen«. Aber ist es nicht am sinnvollsten, seinem Partner im Bett einfach zu so angenehmen Gefühlen wie möglich zu verhelfen? Warum sollte man sich dabei selbst beschränken, was den Einsatz hilfreicher Mittel angeht? Im Endeffekt bist du noch immer derjenige, der solches Spielzeug geschickt zum Einsatz und damit seine Liebste zum Orgasmus bringt.

Manche Sextoys rufen im Körper einer Frau nun mal Empfindungen hervor, die du mit einer noch so geschickten Zunge nur schwer erzeugen kannst. Die unterschiedlichen Geschwindigkeiten, Größen und Impulse eines Vibrators beispielsweise erweitern das Spektrum dessen, was dir möglich ist, deutlich. Dabei kommst du auch hier um ein bestimmtes Grundwissen und die Aufgabe, vernünftige Entscheidungen zu treffen, nicht herum.

Das beginnt mit der Frage, welche Sextoys du zum Einsatz bringst. Es ist oft keine gute Idee, während des Cunnilingus plötzlich ein neu gekauftes Instrument hervorzuziehen, um deine Partnerin damit zu überraschen – es sei denn, du kennst ihre Vorlieben in diesem Bereich ausgesprochen gut. Je mehr du deine Partnerin in den Kauf des Toys mit einbeziehst, desto besser dürfte die Sache laufen: Schließlich weiß deine Liebste am besten, was ihr guttun dürfte. Unterhaltet euch darüber und besucht vielleicht gemeinsam einen Sexshop oder geht online eine Auswahl von Produkten durch. Vielleicht besitzt deine Partnerin ja bereits ein Gerät, das sie sehr schätzt und dessen Bedienung du jetzt nur noch zu übernehmen brauchst. Lass dir am besten zeigen, wie sie es am liebsten hat. Vielleicht gibt es auch Dinge, die sie beim Oralsex noch vermisst und bei denen ein Sextoy optimal Abhilfe schaffen könnte.

Einige meines Erachtens gut geeignete Marken und Modelle als Beispiel:

- Der Erotikversand Orion bietet Fingervibratoren an. Du brauchst sie dir nur überzustreifen und kannst damit die Klitoris einer Frau stimulieren, während du ihre Schamlippen leckst. Noch trickreicher: Halte, wenn deine Partnerin bereits stark erregt ist, deine Zunge gegen ihre Klitoris und drücke dann den eingeschalteten Vibrator gegen die andere Seite deiner Zunge.

- Den Massagestab »Magic Wand« gibt es mit einem Aufsatz, der speziell den G-Punkt stimuliert, und damit jeden Oralsex perfekt ergänzt.

- Der Auflege-Vibrator »Womanizer« arbeitet mit Saugkraft und kann so das Lutschen an einer Klitoris nachahmen, wenn deine Zunge bereits ermüdet ist.

- Die Studentinnen in meinem persönlichen Freundeskreis äußern sich derzeit begeistert über den »Tracy's-Dog«-Vibrator mit Klitoris- und G-Punkt-Stimulation in einem. Das Gerät wird scherzhaft auch als »fainting goat vibrator« bezeichnet, weil die vielen hingerissenen Bewertungen nicht nur auf Amazon einmal in folgender Schilderung gipfelten: *»Ich drückte die Saugknopf-Einstellung auf Stufe 5 oder 6 und drückte auch den G-Punkt-Knopf. Zumindest glaube ich, dass genau das passiert ist, denn ich bin mir ziemlich sicher, dass ich ohnmächtig wurde: Meine Beine knickten ein wie die von Ziegen, die in Ohnmacht fallen, wenn sie erschreckt werden. Ich bin noch nie in meinem Leben so schnell und so hart gekommen. (…) Ich*

versuchte verzweifelt, ihn auszuschalten, aber am Ende hämmerte ich wie eine Verrückte auf die Knöpfe ein, was zu noch stärkerem Saugen und zu unterschiedlichen Impulsen führte. Und ich kam wieder. Ich bin mir ziemlich sicher, dass ich schwebte. Es war ein endloser Orgasmus. Dieses Mal verließ mich meine Seele, und Gott selbst sagte: ›Kind, es ist nicht deine Zeit, geh zurück in das kleine rosa Licht.‹ (…) Ich zitterte gute fünf Minuten lang und konnte nicht aus dem Bett aufstehen, selbst wenn ich es gewollt hätte. Ich starrte benommen an die Decke und versuchte mich zu erinnern, wer ich bin und welches Jahr wir haben. Ich stand auf, um mich zu säubern, und stellte fest, dass ich mir in meinen anfallsartigen Orgasmen Hüfte und Rücken gezerrt hatte. Vier Stunden später humpelte ich immer noch. Zusammenfassend lässt sich sagen, dass dies die Erwartungen erfüllt und übertroffen hat. Trinken Sie genug und stellen Sie sicher, dass Sie für den Rest des Tages nichts mehr tun müssen, was Entscheidungen oder Intelligenz erfordert. Und um Himmels willen, machen Sie so ordentliche Dehnübungen, als würden Sie gleich die 500-Meter-Strecke laufen.«[32]
Andere Bewertungen sind ähnlich euphorisch.

(»Dies ist eine Waffe. Es hat meine Depressionen geheilt, ich gehe nicht mehr zur Therapie. Glauben Sie mir, Sie werden mich nie wieder die Stirn runzeln sehen. Mein Leben hat sich völlig verändert.«)[33] Vielleicht kannst du mit diesem Gerät also auch deine Partnerin zur Ekstase bringen.

Ob du einen Vibrator direkt gegen die Klitoris deiner Partnerin hältst, während du zum Beispiel ihre Schamlippen leckst, oder damit nur sanft um die Klitoris herumstreifst, hängt von den Rückmeldungen ab, die du von deiner Partnerin erhältst. Einen größeren Vibrator kannst du statt gegen deine Zunge auch gegen deine Wange oder deinen Hals halten, sodass die pulsierenden Stöße durch deinen Körper in den deiner Liebsten geleitet werden.

Es kann aber auch sein, dass deiner Partnerin ein nicht vibrierendes Sextoy in ihrer Vagina lieber ist, während deine Zunge ihre Klitoris umspielt. Dann würde sich ein Dildo anbieten: ein penisförmiges Utensil, dessen Größe für manche Frauen das fehlende Vibrieren wettmacht. Die Sexualpädagogin Anne Hodder erläutert die Vorzüge dieses Sextoys so:

»Dildos sind großartig dafür geeignet, ein angenehm ›ausgefülltes‹ Gefühl zu erwecken. Wer den Dildo hält,

kann sich dabei auf seinen Unterarmen abstützen, so dass seine Hände leichten Zugang zur vaginalen Öffnung haben. Halten Sie den Dildo einfach fest und führen Sie ihn in die Vagina der Empfängerin ein (sanft oder rau, je nach Vorliebe!). Die natürlichen Muskelkontraktionen der Vagina drücken den Dildo oft von selbst heraus, so dass Sie ihn auf dem Weg nach draußen nur noch auffangen und rhythmisch zurückschieben müssen.«[34]

Es gibt allerdings auch Gründe, die gegen den Einsatz insbesondere von Vibratoren beim Oralsex sprechen: Ihre Wirkung könnte einfach zu stark sein. Damit meine ich jetzt nicht die oben geschilderten außerkörperlichen Erfahrungen und anhaltenden Zerrungen, sondern schlicht, dass eine Frau zu früh zu ihrem Höhepunkt gelangt, statt das hingebungsvolle Lecken längere Zeit genießen zu können. Schließlich ist Oralsex für viele Paare ja gerade kein Versuch, so schnell wie möglich zum Höhepunkt zu rasen, sondern eine aus sich selbst heraus beglückende Erfahrung.

Aber wie verhält es sich, wenn man schon so lange eifrig leckt, dass einem die Zunge wehtut, die verwöhnte Frau aber noch kein Anzeichen eines Höhepunktes zeigt? Wie kann man sich hier anders als mit dem Einsatz eines Vibrators behelfen? Darum wird es im folgenden Kapitel gehen.

Wie hältst du beim Lecken ausdauernd genug durch, ohne den Spaß zu verlieren?

Manchmal kann es überraschend lange dauern, bis eine Frau, die man leckt, ihren Höhepunkt erreicht. Sie braucht dann einfach ihre Zeit, um sich ausreichend zu entspannen, den Alltag hinter sich zu lassen und die vielen Gedanken in ihrem Kopf so weit zu beruhigen, dass sie sich überhaupt auf sexuelle Empfindungen einlassen kann. Wenn ihr dann auch noch bewusst wird, wie lange du schon leckst, beginnt sie vielleicht, sich darüber Gedanken zu machen und ihren Orgasmus erzwingen zu wollen, was selten funktioniert. Was kannst du in solchen Momenten tun, damit der Cunnilingus für dich nicht zunehmend unangenehm wird, sondern lustvoll bleibt?

Folgende Tipps können deiner Ausdauer förderlich sein:

- Zunächst einmal kannst du deine Zungenmuskeln genauso trainieren wie andere Muskeln auch. Beispielsweise könntest du eine Orange an einem Bindfaden aufhängen und sie immer wieder mit Einsatz von Zunge und Lippen bewegen oder diese Orange halbieren, das Fruchtfleisch entfernen und dann die Innenseite der Schale einer Hälfte über längere Zeit lecken. Ich sehe aber ein, dass das etwas viel Aufwand ist, wenn man es nicht gerade auf eine Olympiade im Cunnilingus anlegt.

- Mach es dir von Anfang an selbst so gemütlich wie möglich. Wenn du also beispielsweise vor deiner Partnerin niederkniest, solltest du daran denken, dir ein Kissen unter die Knie zu schieben.

- Schiebe deiner Partnerin, bevor du zur Sache kommst, ein Kissen unter den Hintern, um ihre Hüften anzuheben. Dadurch kippt der Winkel ihres Schoßes so, dass du deinen Kopf und deinen Nacken in eine bequemere Position bringen kannst. Wenn ihr kein Kissen greifbar habt, kann sich deine Partnerin auch ihre Fäuste unter die Hüfte schieben.

- Entspanne deinen Kiefer so weit wie möglich, um Anspannungen und Krämpfe zu vermeiden.

Lass ihn ganz locker hängen. Wenn du deine Kiefermuskeln beim Lecken unwillkürlich anspannst, werden sie zu schnell müde.

- Behalte beim Lecken ein gleichmäßiges Tempo bei.

- Während es besonders angenehme Gefühle hervorrufen kann, wenn du auf und nieder leckst, wird deine Zunge weniger leicht müde, wenn du ab und zu ein paar seitliche Bewegungen einstreust.

- Sobald dein Hals oder deine Zunge beginnen, sich unangenehm anzufühlen, wechsle die Position oder tue etwas anderes, um deine Partnerin zu stimulieren. Außer den Beispielen, die du bisher in diesem Ratgeber erhalten hast, kannst du zum Beispiel die erogensten Zonen deiner Partnerin auch mit deinem Kinn oder deiner Nase reiben oder auch mal nur gegen die Geschlechtsorgane deiner Partnerin hauchen oder atmen. Häufig findet man zwar die Warnung, dass man dies lassen sollte, weil in die Vagina geblasene Luft zu einer tödlichen Embolie führen könne; ich kenne aber keinen Fall, wo das tatsächlich vorgekommen ist. Vermutlich muss dazu erstens die Gebärmutterwand geschädigt sein, sodass Luft in den Blutstrom gelangen kann, und zweitens benötigt man schon sehr viel Luftdruck, um Schaden anzurichten.

- Wenn deine Zunge müde wird, schiebe sie heraus, schließe den Mund und bewege nur Hals, Lippen und Nase, um deine Liebste zu stimulieren.

- Statt die gesamte Arbeit allein zu erledigen, kannst du auch deiner Partnerin vorschlagen, ihre Hüfte so zu bewegen, dass ihre sensibelsten Stellen stimuliert werden. Wenn dir das Ganze am Ende immer weniger Spaß macht, kann deine Partnerin auch selbst ihre Klitoris reiben, um sich den letzten Schubs zu geben, den sie für ihren Orgasmus braucht.

- Wenn der Orgasmus deiner Partnerin beharrlich ausbleibt, darfst du den Cunnilingus auch schlicht beenden. Erinnere dich an die oberste Regel in diesem Ratgeber: Sex sollte beiden Partnern Spaß machen und nicht mit negativen Gefühlen belastet sein.

Wie gehst du schließlich damit um, wenn du es vielleicht aus falschem Stolz oder besonderer Hingabe tatsächlich so weit übertreibst, dass es bei dir zu einer Kiefersperre kommt? Versuche zunächst einmal nicht, deinen Mund gewaltsam zu schließen, sondern massiere ihn sanft. Wenn das nicht hilft, kommst du um einen Besuch beim Arzt nicht herum.

Häufiger ist es allerdings ein Muskelkrampf, der es dir nicht mehr erlaubt, den Mund problemlos zu öffnen. In diesem Fall kann es helfen, deine Kiefermuskulatur eine Zeit lang zu entspannen, also zum Beispiel nichts zu kauen. Auch Ibuprofen, Aspirin, Wärme und/oder Eis können hilfreich sein.[35]

Ein letzter Warnhinweis: Beim Zungenbändchen, das unter deiner Zunge verläuft, kann sich durch allzu häufiges Lecken ein Geschwür entwickeln. Der Fachmann spricht dann von einer »Cunnilinguszunge«. Diese Schädigung entsteht durch das wiederholte Reiben deiner Zungenunterseite an deinen unteren Schneidezähnen. Es hält kaum länger als eine Woche an (währenddessen helfen örtliche Betäubungsmittel), kann bei unverdrossen dauerhaftem Lecken aber zurückkehren. Sollte das ein Problem werden, könntest du die Kanten deiner Zähne glätten lassen, um dieses

Risiko zu senken.[36] Einfacher dürfte es sein, beim Lecken zukünftig einen anderen Winkel zu wählen.[37]

Überanstrengungen vor allem des Halses kannst du vermeiden, indem ihr eine bequemere Stellung einnehmt, bei der du etwas fauler sein kannst: Beispielsweise könnte sich deine Partnerin auf die Seite drehen, woraufhin du deinen Kopf auf einen ihrer Oberschenkel legst. Ähnlich gemütlich für dich: Du legst dich auf den Rücken und deine Partnerin kniet so über deinem Gesicht, dass sich ein Bein links und eines rechts von deinem Kopf befindet. Während du jetzt nur noch darauf achtest, deine Zunge möglichst steif zu halten, steuert deine Partnerin mit schaukelnden Bewegungen die Art und Intensität eures Kontakts.

Was solltest du über die Stellung 69 wissen?

Die Stellung 69 ist vielleicht eine der bekanntesten Möglichkeiten, sich beim Sex zu positionieren: Jeder von euch hat dabei seinen Mund im Schoß des Partners und ihr leckt beziehungsweise blast euch gegenseitig zur gleichen Zeit. Ist das vor allem eine geile Fantasie oder kann das wirklich funktionieren?

Nun, die Stellung hat ihre Vorzüge und ihre Nachteile. Die Vorzüge sind zunächst einmal diese:

- Gleichzeitig den Partner zum Orgasmus zu bringen und von ihm zum Orgasmus gebracht zu werden, kann eine besonders erhebende, intime Erfahrung sein.

- Die Stellung ist effektiv und spart Zeit, weil man sich parallel zum Höhepunkt bringt.

- Mit dieser Stellung fühlt man sich wieder jung, weil sie einen an die Phase erinnert, als man im Bett noch viel experimentiert hat.

- Die Stellung bietet Abwechslung, weil hierbei die Genitalien aus einer anderen Richtung angegangen werden.

- Jeder kann das Tempo seines Partners durch das eigene Tempo beeinflussen und ihm zeigen, wie man es gern hätte.

- Deine Partnerin kann Cunnilingus genießen, ohne sich Gedanken machen zu müssen, dass du dich langweilst.

Was spricht dagegen?

- Man sieht nicht Richtung Gesicht seines Partners, sondern in Richtung seines Hinterns. Das kann nur dann ein Vorteil sein, wenn man darauf steht, auch den Hintern seines Partners zu stimulieren.

- Du musst den Schoß deiner Partnerin aus einem ungünstigen Winkel lecken. Vor allem, wenn deine Partnerin unter dir liegt, hast du es nicht leicht, ihre Vulva und Klitoris zu erreichen. Deine Partnerin wiederum gelangt in der 69er-Stellung mit ihrer Zunge nicht so gut an die sensiblere Unterseite deines Penis.

- Die eigenen Lustempfindungen können einen zu sehr davon ablenken, seinen Partner weiterhin zu stimulieren. Vielleicht hört man im Zustand höchster Lust sogar gänzlich damit auf.

- Wirklich gekonnter Oralsex in dieser Stellung verlangt einem einiges ab. Das fassen die Sex-Expertinnen Emma Taylor und Lorelei Sharkey so zusammen: *»In dieser Position einen Rhythmus zu entwickeln,* *erfordert die Koordination eines Cirque-du-Soleil-Artisten, die Geduld eines buddhistischen Mönchs und die motorischen Fähigkeiten eines Bonobo-Affen. Ganz zu schweigen von den erforderlichen Konzentrationsfähigkeiten.«*[38]

Das Beste, was ihr tun könnt, um mit den besonderen Herausforderungen dieser Stellung zurechtzukommen, sind folgende Dinge:

- Ihr gebt eure Anstrengungen auf, euch gleichzeitig zum Orgasmus bringen zu wollen. Stattdessen genießt ihr einfach, dass ihr euch gegenseitig lustvolle Empfindungen beschert.

- Ihr wechselt euch ab: Mal ist der eine an der Reihe, den anderen mit seinem Mund zu verwöhnen, mal der andere.

Auch die Stellung 69 gibt es in verschiedenen Variationen. Die Grundstellung sähe so aus, dass der größere und schwerere von euch auf dem Rücken liegt und der leichtere von euch auf ihm, wobei er sich vielleicht auf den eigenen Knien und Ellbogen abstützt. Ideal ist diese Stellung nicht: Derjenige, der oben liegt, wird dann zwar nicht vom Gewicht seines

Partners erdrückt, kann dafür aber seine Hände nicht einsetzen, wenn er sich damit abstützen muss, und kann sich überdies leichter einen Krampf zuziehen. Wer unten liegt, hat seine Hände zwar frei, wird dafür aber von den Genitalien seines Partners womöglich fast erstickt. Vor allem wenn deine Partnerin unten liegt und sie deinen Penis in ihren Mund nehmen will, kann es leicht passieren, dass sich dein Penis so tief in ihren Rachen schiebt, dass es bei ihr einen Würgereiz auslöst. Deine Partnerin kann sich nur dagegen schützen, indem sie deinen Po, dein Becken oder deine Oberschenkel mit ihren Händen abstützt.

Eine offenkundig angenehmere Alternative ist die Stellung 69 in Seitenlage. Hierbei muss keiner von euch sein eigenes Gewicht oder das seines Partners stemmen und ihr habt viel mehr Bewegungsfreiheit. Der einzige Nachteil besteht darin, dass deine Partnerin ihre Beine ständig leicht geöffnet halten muss, was im ungünstigsten Fall auch zu einem Muskelkrampf führen kann.

Eine weitere Variante sieht so aus, dass sich einer von euch so auf die Couch legt, dass sein Rücken und Kopf auf den Polstern liegen, die Beine aber über die Lehne gestreckt sind. Dann kniet sich der andere über seinen Partner und senkt seinen Kopf in dessen Schoß.

Mit welchen Tricks kannst du Cunnilingus aufpeppen?

Immer wieder haben Liebespaare getüftelt, mit welchen Mitteln man das Lecken einer Frau noch prickelnder machen kann. Dabei ist eine große Vielfalt von Tricks und Techniken entstanden, die bei manchen Frauen das Lustempfinden deutlich verstärken.

Folgende Dinge könnt ihr ja mal ausprobieren:

- Nimm einen Schluck Pfefferminztee und lass ihn einige Sekunden in deinem Mund, bevor du dich dem Intimbereich deiner Partnerin widmest.

- Ein Alternativvorschlag: Nimm ein Menthol- oder Pfefferminzbonbon in den Mund und lutsche es eine Zeit lang. Schiebe es dann in deine Backentasche. Wenn du jetzt deine Partnerin leckst, hat sich der Effekt des Bonbons auf deine Zunge übertragen. Du kannst mit einem Pfefferminzbonbon auch die Vulva deiner Liebsten verwöhnen, aber achte darauf, dass es nicht ins Körperinnere gelangt. Ein Mentholbonbon ist für diese Praktik ohnehin nicht gut geeignet:

Besonders beim Kontakt mit dem Eingang zur Harnröhre führt es zu einem unangenehmen Brennen.

- Eine weitere Alternative für neue Empfindungen stellt ein Eiswürfel zwischen den Zähnen dar. Du kannst mit dem Eis deine Zunge kalt werden lassen, frostigen Atem über die Vulva deiner Liebsten blasen, mit dem Eiswürfel über ihre Oberschenkel gleiten oder sein kaltes Schmelzwasser auf ihre Klitoris tropfen lassen.

- Im Erotikhandel gibt es neuerdings einen Vagina-Schnorchel, bei dem zwei Luftschläuche an einem Nasenstück angebracht sind. Damit ist jetzt endlich auch Oralsex unter Wasser möglich.

- Für Naschmäuler kann es reizvoll sein, Nutella, Honig oder Schlagsahne vom Schoß ihrer Partnerin abzuschlecken. Das solltest du aber recht zügig tun: Durch die Körperwärme schmelzen Schlagsahne und Nutella recht schnell zu einer weißen oder braunen Suppe. Außerdem gehören solche Produkte wie alles andere, das Zucker enthält, nicht in die weibliche Vagina. Die Scheidenflora ist nämlich ein ausgesprochen fein ausbalanciertes Biotop, das durch Zucker empfindlich gestört wird. Aber auch zuckerfreie Lebensmittel haben im Innern der Vagina nichts zu suchen, weil immer die Gefahr besteht, dass Reste davon in ihr zurückbleiben, was zu einer schmerzhaft verlaufenden Infektion führen kann. Ein weiterer Nachteil: Schlagsahne und vergleichbare Substanzen werden unangenehm klebrig, sobald sie am Körper getrocknet sind, und lassen Körperbehaarung aneinanderhaften. Ihr solltet also besser eine Dusche in der Nähe haben, wenn ihr euch mit solchen Spielen vergnügt.

- Manche Menschen gießen gern trockenen Sekt über die Vulva und lecken ihn dann ab.

- Probiere aus, ob deine Partnerin es mag, wenn du ganz sanft an ihren Schamlippen, dem Venushügel und ihrem Klitorishäubchen knabberst.

- Inzwischen gibt es speziell für Sexspiele, deren Teil das Lecken ist, Gleitmittel in den verschiedensten Geschmacksrichtungen: zum Beispiel Erdbeere, Kokosnuss, Crème brûlée und Haselnuss-Espresso. Du findest diese Gels leicht über eine Suchmaschine wie Google.

- Unter anderem für Frauen, die Schuldgefühle haben, weil ihr Partner beim Lecken all die »Arbeit« übernehmen muss, kann es psychologisch entlastend sein, wenn man ihnen die Hilflosigkeit sozusagen aufzwingt, indem man ihnen die Hände hinter den angewinkelten Beinen fesselt. So muss die betreffende Frau alles »ertragen«, was mit ihr geschieht. Oft nimmt eine Frau in dieser Situation die durch das Lecken ausgelösten Empfindungen viel stärker wahr.

- Mache Cunnilingus von einer isolierten Praktik zum Teil eures Geschlechtsverkehrs: Ihr vögelt also miteinander, dann löst du dich von deiner Partnerin, um sie zu lecken, und ihr vögelt danach weiter. So vorzugehen ist vor allem hilfreich, wenn du merkst, dass du deiner Liebsten beim Weg zum Orgasmus deutlich voraus bist. Wenn du jetzt einen Cunnilingus dazwischenschiebst, dürfte deine Geilheit ein wenig zurückgehen und ihre dafür steigen. Wenn du beim Sex allerdings ein Kondom trägst, solltest du dich beim Lecken auf die obere Hälfte der Klitoris beschränken, um den fiesen Geschmack nach Latex zu vermeiden, den du darunter zurückgelassen hast.

Wie schützt ihr eure Gesundheit beim Cunnilingus?

Einer der vielen Vorteile von Cunnilingus besteht darin, dass dabei die Gefahr einer Übertragung von Geschlechtskrankheiten geringer ist als bei den Praktiken, bei denen der Penis in eine Körperöffnung (Mund, Vagina oder Hintern) geschoben wird. Das Risiko einer solchen Übertragung liegt aber nicht bei null. Vor allem weil viele glauben, beim Lecken einer Frau brauche man ja sowieso keine Sicherheitsmaßnahmen, könnte das Risiko deutlich höher liegen, als es sein müsste. Tatsächlich ist eine Infektion in beide Richtungen möglich: vom Mund auf die Vagina und umgekehrt. Selbst über mögliche Verbindungen zwischen Oralsex und Mund- beziehungsweise Kehlkopfkrebs sprechen Mediziner inzwischen. Häufig bleiben durch Oralsex übertragene Krankheiten zwar weitgehend ohne Symptome oder führen nur zu schwachen Symptomen wie Halsschmerzen, Pickel oder Juckreiz. Das bedeutet allerdings auch, dass man seinen Partner leichter anstecken kann, weil man von sich selbst glaubt, weitgehend gesund zu sein.[39]

Was könnt ihr also tun, um euch in dieser Hinsicht zu schützen?

- Vor allem wenn du deine Zunge gern mal bei verschiedenen Frauen zum Einsatz bringst, wäre es ratsam, dass du ein sogenanntes »Lecktuch« verwendest: eine hauchdünne, rechteckige, elastische und durchsichtige Folie aus Latex oder Polyurethan – also das Gegenstück zum Kondom – die sich deine Partnerin auf die Vulva legen kann, bevor du dich darüber hermachst. Das Riechen, Schmecken und Fühlen wird dadurch ein wenig beeinträchtigt, aber viele Menschen fühlen ihr Vergnügen dadurch nicht besonders gestört. Lecktücher gibt es in verschiedenen Größen, Farben und Geschmacksrichtungen dort, wo man auch Kondome erhält – also in Apotheken, Drogerien oder im Onlinehandel. Ganz besonders empfiehlt sich ein solcher Schutz, wenn deine Partnerin Verletzungen im Intimbereich oder du Verletzungen im Mund hast – schon Zahnfleischbluten gehört dazu. Aber natürlich stellt ein Lecktuch nur für den Bereich eine schützende Barriere dar, die es bedeckt. Vor Geschlechtskrankheiten, für deren Übertragung Hautkontakt ausreicht, seid ihr dadurch nicht sicher.

- Manche Lecktücher sind mit Klebestreifen versehen; außerdem gibt es im Erotikhandel auch spezielle Geschirre, mit denen man ein Lecktuch an Ort und Stelle halten kann. Auch ein auf Wasser basierendes Gleitmittel hilft dabei, dass das Tuch nicht verrutscht – und steigert oft die Empfindungen, die man durch dieses Tuch wahrnimmt. Wer eine Latexallergie hat, kann auf latexfreie Produkte ausweichen. Für den sorgsamen Umgang mit Lecktüchern gelten dieselben Regeln wie bei Kondomen auch: nicht dehnen, um keine Risse zu riskieren, nicht mehrfach verwenden, von Produkten (also vor allem Gleitgelen) auf Ölbasis fernhalten, nicht die Toilette runterspülen, kühl und trocken lagern. Außerdem solltet ihr darauf achten, dass immer dieselbe Seite außen liegt – zur Not, indem ihr sie entsprechend beschriftet, damit ihr euch im Eifer des Gefechts nicht vertut.[40]

- Habt ihr gerade kein Lecktuch zur Hand, könnt ihr auch ein Kondom der Länge nach aufschneiden, um dann die Spitze und den Ring abzutrennen. Manche Menschen verwenden auch schon mal eine zurechtgeschnittene Haushaltsfolie als Ersatz, wobei so eine Folie jedoch für Erreger durchlässiger und nicht ausreichend reißfest sein dürfte. Allerdings ist ein zweitklassiger Schutz in bestimmten Situationen besser als gar keiner.

- Wenn du auf Nummer sicher gehen willst, solltest du kurz vor dem Lecken deiner Liebsten auf Zähneputzen, die Verwendung von Zahnseide, eine Zahnbehandlung und sogar auf den Verzehr von knusprigen Nahrungsmitteln wie Kartoffelchips verzichten. Selbst winzige

Verletzungen können das Übertragungsrisiko erhöhen.

- Dein Risiko, dir eine sexuell übertragbare Krankheit zuzuziehen, ist auch größer, wenn deine Partnerin ihre Tage hat.

Wie gehst du geschickt beim Rimming vor?

In einem Ratgeber zum Thema »Lecken« sollte man nicht übersehen, dass die Vulva nicht der einzige Körperteil einer Frau ist, den man mit der Zunge verwöhnen kann. Außer dem Cunnilingus gibt es nämlich auch den Anilingus, also das Züngeln am Hintern, das auch als Rimming bezeichnet wird. Diese Praktik mag dir im ersten Moment zweifelhaft erscheinen, sie wurde aber selbst von einer so hochstehenden Person wie dem früheren US-Präsidenten Bill Clinton bei den Sexspielen mit seiner Praktikantin geschätzt.[41]

Das überrascht nicht: Da auch die Analrosette sehr viele empfindliche Nerven enthält, können hier flatternde Zungenschläge zu einer überaus sinnlichen Erfahrung führen. Auch ist der Übergang vom Cunnilingus zum Rimming einfach: Du brauchst mit deinem Kopf schließlich nur etwas tiefer zu rutschen.

Einmal dort angekommen, bieten sich dir folgende Möglichkeiten:

- sanftes, kreisförmiges Lecken um den Hinternausgang herum, wobei du leichten Druck ausüben kannst,

- die Zunge wie flatternde Schmetterlingsflügel gegen diese Stelle vibrieren lassen,

- Eindringen mit der ausgestreckten Zunge, wobei du leicht saugen kannst,

- sanft mit den Zähnen über den Hintern fahren,

- Küssen und Saugen am Damm.

Viele der Tipps, die für den Cunnilingus gelten, lassen sich auf den Anilingus übertragen – etwa dass du deine Lippen, Finger und Sextoys zur Unterstützung heranziehen kannst, sobald deine Zunge müde wird, oder dass gleichzeitige Stimulation mehrerer erogener Zonen (also etwa hinten lecken und vorn die Klitoris reiben) besonders erregend sein kann.

Wenn du den Schoß und den Hintern deiner Partnerin abwechselnd oder zugleich verwöhnst, solltest du aber unbedingt darauf achten, nicht direkt nach dem Rimming zum Lecken der Möse überzugehen, weil du dabei Bakterien transportieren könntest – egal wie sauber der Hintern deiner Partnerin ist. Auch beim Einsatz von Fingern und Sextoys gilt: Nie erst am Hintern und dann an Vulva und Vagina einsetzen.

Damit kommen wir zu den gesundheitlichen Risiken dieser Praktik: Beim Rimming ist nicht nur eine Infektion durch sexuell übertragbare Krankheiten möglich. Du kannst dir auch selbst Viren und Bakterien aus dem Darmbereich einfangen, um dann unter Symptomen wie Übelkeit und Durchfall zu leiden. Am besten schützt du dich davor durch folgende Maßnahmen:

- Ihr verwendet auch beim Rimming ein Lecktuch.
- Du vertreibst, nachdem du deine Partnerin am Po geleckt hast, mögliche Bakterien mit Zahnpasta und Mundwasser aus deinem Mundbereich.
- Ihr verzichtet auf das Rimming, solange deine

Partnerin unter irgendwelchen Störungen der Verdauungsorgane leidet. (Das schließt Hämorrhoiden mit ein.)

- Deine Partnerin säubert sich vor dem Rimming besonders gründlich, beispielsweise mithilfe einer Analdusche.

Der letztgenannte Tipp beantwortet auch die Frage, wie du deine Partnerin am besten dazu bringst, sich auf diese Praktik einzulassen. Zwar ist es verführerisch, beim Cunnilingus einfach mal den Einsatzort zu verwechseln und zu hoffen, dass deine Liebste inzwischen so erregt ist, dass sie sämtliche Bedenken zur Seite schiebt. Allerdings spricht auch einiges dagegen: Deine Partnerin könnte auch geschockt reagieren. Eine Einwilligung zu neuen Sexpraktiken ist wertvoller, wenn sie mit klarem Kopf gegeben wird, und durch das Überrumpeln würdest du deiner Partnerin nicht erlauben, sich vorher gründlich auf den Kontakt deines Mundes mit ihrem Hintern vorzubereiten. Besser ist es also, du sprichst deine Liebste auf diese Praktik an, bevor ihr miteinander ins Bett geht.

Wie verhältst du dich am besten, wenn deine Partnerin kommt?

Der Moment, wenn deine Partnerin auf ihren Orgasmus zusteuert, ist der wichtigste Moment beim Cunnilingus. Hier kannst du auf der Zielgeraden entweder noch alles vermasseln oder aber ganz besonders glänzen.

Wie merkst du überhaupt, dass deine Liebste gleich kommt, wenn dein Kopf zwischen ihren Schenkeln steckt? Zwar ist auch hier jede Frau verschieden, aber es gibt dennoch typische Signale wie eine stärkere Rötung der Haut als zuvor, mehr Wärme im Unterbauch (beides Folge einer stärkeren Durchblutung), schnelleres und schwereres Atmen sowie vor allem ein spontanes Zusammenziehen der Muskeln: Ihre Oberschenkel zittern immer stärker, vielleicht wölbt sie den Rücken und hebt ihr Becken an. Mitunter zieht sich ihre Klitoris kurz vor dem Orgasmus unter ihr Häubchen zurück. Manchmal kannst du sie dann durch Ansaugen wieder hervorlocken.

Was ist in diesen Sekunden deine Aufgabe? Zunächst einmal brauchen viele Frauen, wenn sie in einen Zustand hoher Lust geraten, irgendetwas, gegen das sie ihren Schoß reiben können. Dafür bietet sich in dieser Situation vor allem dein Gesicht an. Sobald deine Partnerin dir ihren Schoß entgegendrängt, kann es ihre Lust verstärken, wenn du dein Gesicht von Nase bis Kinn an ihrem Schoß reibst. Du kannst auch deine Hände unter ihren Schoß schieben und ihn so noch näher an dich heranziehen.

Das alles kannst du tun, wenn sich der Orgasmus allmählich ankündigt. In dem Moment, in dem deine Partnerin zu kommen beginnt, solltest du mit dem weitermachen, was du gerade tust. Jede Änderung kann jetzt heikel sein. Obwohl Frauen beim Sex oft unterschiedlich reagieren, sind sich in diesem Fall etliche von ihnen einig: Probiere keine neuen Techniken oder Tempowechsel aus, wenn ihr Orgasmus beginnt, sondern behalte deinen Rhythmus genauso bei, wie er gerade ist. Alles andere birgt die Gefahr, ihren Höhepunkt und ihre wohlige Stimmung zu ruinieren.

Abweichungen von dieser Grundregel sind also riskante Experimente – können aber, wenn sie glücken, durchaus lohnenswert sein. Drei Beispiele:

- Vielleicht möchtet ihr einmal Edging ausprobieren: eine Technik, bei der du, sobald du merkst, dass deine Partnerin kurz davor steht zu kommen, mit deinen Stimulationen aufhörst, um sie an der Schwelle zum Orgasmus zappeln zu lassen. Stattdessen liebkost du deine Partnerin bewusst auf eine Weise, die sie nicht über die Grenze führt, sondern dort festhält – zum Beispiel, indem du um ihre Vulva herumküsst. Nach einer bestimmten Zeitspanne bringst du deine Partnerin wieder dicht an die Schwelle und hältst dann wieder inne. Wenn du möchtest, kannst du die Zeitspanne, in der du deine Partnerin zappeln lässt, jedes Mal auf die Hälfte verkürzen. Problematisch kann dieses Spiel bei Frauen sein, die ohnehin schon Schwierigkeiten haben, zum Orgasmus zu gelangen.

- Eine ähnliche Technik für Fortgeschrittene erklärt eine Bloggerin, die sichtlich viel Erfahrung mit Oralsex hat, folgendermaßen: *»Wenn du dein Mädchen schon ein paarmal zum Orgasmus geleckt hast und das jetzt mit Leichtigkeit tun kannst, solltest du mal die ›qualvolle Verlangsamung‹ ausprobieren. Das funktioniert so: Wenn du erkennst, dass deine Partnerin kurz vor dem Orgasmus steht, verlangsamst du das Tempo ein wenig, damit die endgültige Annäherung an den Orgasmus länger dauert als gewöhnlich.*

Auf diese Weise kann deine Partnerin den hyper-angenehmen Aufbau bis zum Orgasmus über einen längeren Zeitraum erleben. Je näher sie dem Orgasmus kommt, desto langsamer solltest du machen. Auf diese Weise wird sie dieses wahnsinnig intensive Gefühl länger genießen können. Dadurch wird sie viel stärker kommen als sonst. Warnung: Wenn du ihre Muschi vorher noch nicht oft geleckt hast, weißt du nicht so gut, wie ihr Körper auf deine Zunge reagiert. Deshalb ist der Versuch der quälenden Verlangsamung für Neulinge ein Rezept für eine frustrierte, unzufriedene Frau.«[42] Der Unterschied zum Edging besteht hier darin, dass du deine Liebkosungen weniger stark zurückhältst, sondern lediglich dein Tempo drosselst. Der Effekt: Deine Partnerin wird nicht in einem lustvoll-quälenden Zustand dicht vor ihrem Orgasmus gehalten, sondern erlebt ihren Orgasmus in Zeitlupe.

- Und schließlich gibt es den Trick, deiner Liebsten den Finger genau in dem Moment in den Hintern zu schieben, wenn sie kommt. »Falls das nicht alles ruiniert«, befindet dazu das Lifestyle-Magazin *Vice*, »könnte dir damit für den

> Rest deiner Beziehung ein Pavlov'scher Reflex zur Verfügung stehen.«[43] Mit anderen Worten: Wenn du deine Partnerin dazu konditionierst, dass sie ihren Orgasmus gedanklich immer wieder mit deinem Finger in ihrem Hintern verbindet, kann dein Finger in ihrem Hintern irgendwann auch entscheidend dazu beitragen, ihren Orgasmus auszulösen.

Eine weitere Frage beim Thema Orgasmus durch Oralsex lautet, wie du damit umgehst, wenn deine Partnerin dir dabei ins Gesicht spritzt. Zunächst einmal ist das kein Grund zur Besorgnis: Es ist völlig normal, dass manche Frauen ejakulieren, auch wenn es einigen von ihnen peinlich ist, ihren Lover so zu benässen. Da hilft es natürlich nicht, wenn du dich benimmst, als ob das eine Katastrophe oder deine Partnerin ein Freak wäre. Stattdessen kannst du dich entweder entscheiden, dein Gesicht rechtzeitig vor dem Orgasmus zurückzuziehen und deiner Partnerin stattdessen mit deiner Hand den letzten Schubs über die Schwelle zu geben, oder aber ihren Saft einfach zu schlucken. Vielleicht hilft dir bei der Entscheidung der Gedanke daran, was du selbst von einer Frau erwartest, wenn sie dir einen bläst und du schließlich abspritzt. Falls du kein unüberwindliches Ekelgefühl empfindest, das dir kaum eine Wahl lässt, dürfte sich deine Liebste vollständig von dir angenommen fühlen, wenn du auch ihr Ejakulat bereitwillig trinkst. Lediglich die mögliche Infektion durch eine sexuell übertragbare Krankheit könnte der Sache dann im Weg stehen.

Wie verhältst du dich schließlich unmittelbar nach dem Orgasmus deiner Partnerin? Schauen wir uns einmal an, was Katja Hertin dazu in ihrem Sex-Ratgeber »Gut im Bett« schreibt:

»Hören Sie ja nicht auf, wenn der Orgasmus durch ihren Körper zuckt. Bei Frauen dauert der Höhepunkt viel länger, als die meisten Männer ahnen. Schon so mancher hat im entscheidenden Augenblick aufgehört, weil er dachte, die Show sei vorbei. Lieber sanft und großflächig weiterlecken, bis sie Ihnen ein Stoppzeichen gibt. Wenn Sie vergeblich auf den Abpfiff warten, hat es ihr vermutlich so gut gefallen, dass sie noch eine Zugabe will. Weil Oralsex die Klitoris besonders sanft stimuliert, ist diese Technik für mehrfache Orgasmen einfach perfekt.«[44]

Allerdings reagieren Frauen auch hier unterschiedlich. Bei vielen von ihnen ist die Klitoris nach dem Orgasmus extrem berührungsempfindlich – vielleicht kennst du das von der Eichel deines Penis, direkt nachdem du gekommen bist. Wenn du bei einer solchen Frau einfach weiterlecken würdest, könnte deine Partnerin das als fast schon schmerzhaft empfinden, und mit ihrem wohligen Gefühl nach dem Sex wäre es schlagartig vorbei.

Sollte deine Frau eine derart sensible Klitoris besitzen, empfiehlt sich eine dieser Reaktionen, sobald sie gekommen ist:

- Du erklärst deinen Job für erledigt, hältst deine Partnerin im Arm oder liegst neben ihr und ihr unterhaltet euch zum Beispiel darüber, was sich gerade besonders toll angefühlt hat und was man noch verbessern oder zusätzlich ausprobieren könnte.

- Du küsst und leckst erst einmal weniger empfindliche Zonen deiner Partnerin als ihre Klitoris und Vulva, checkst aber nach ein paar Minuten, ob deine Liebste dort immer noch so superempfindlich ist. Wenn ja, musst du wohl noch länger warten. Wenn nein, kannst du jetzt Nachschlag servieren und schauen, ob du aus deiner Liebsten einen zweiten Orgasmus herauskitzeln kannst.

- Du lässt deine Zunge auf ihrer Klitoris liegen, ohne sie zu bewegen, was bei deiner Liebsten vielleicht noch das eine oder andere leichte Nachbeben auslöst.

Bei denjenigen Frauen, deren Klitoris bei ihrem Höhepunkt nicht superempfindlich geworden ist, kannst du auch unmittelbar ausprobieren, ob du sie zu multiplen Orgasmen lecken, ihr also dabei helfen kannst, dass ihr erster Höhepunkt in einen zweiten übergeht. Du machst dann also einfach weiter wie bisher, vielleicht etwas langsamer als zuvor. Der Weg zum nächsten Orgasmus dauert nicht so lange wie der Weg zum Orgasmus zuvor, da sich deine Liebste ja schon auf einem hohen Erregungsniveau befindet. Es kann allerdings sein, dass sie sich durch ihren ersten Orgasmus emotional schon so befriedigt fühlt, dass sie zu einem weiteren gar keine Lust mehr hat, obwohl er möglich wäre.

Um dich richtig zu entscheiden, solltest du entweder aufgrund früherer Erfahrungen wissen, zu welchem Typ Frau deine Liebste gehört, oder feine Antennen für ihre Reaktionen haben. Du kannst natürlich auch voll ins Risiko gehen und dir denken: »Wenn sie mein Lecken nicht mehr mag, wird sie es mir schon sagen, sich wegdrehen oder meinen Kopf beiseiteschieben.« Aber dann solltest du auch wirklich sofort darauf reagieren, statt einen tollen Cunnilingus mit unangenehmen Gefühlen zu beenden.

Damit weißt du alles Wesentliche, was es über Cunnilingus zu wissen gibt. Ab jetzt musst du deinen eigenen Weg finden, damit das Lecken für dich und deine Partnerin zu einem tollen Erlebnis wird. Es gibt zwar kein jederzeit funktionierendes Repertoire von Tricks, das dich hier zum begehrtesten Mann auf diesem Planeten machen würde. Aber trotzdem sollte sich deine Partnerin darüber freuen, dass du hier nach Ideen gesucht hast, wie du ein noch besserer Liebhaber werden kannst. Nimm diese Ideen als Anregungen, um mit deiner Liebsten darüber zu sprechen, mit ihr zu experimentieren und habt viel Spaß bei allem, was sich daraus entwickelt.

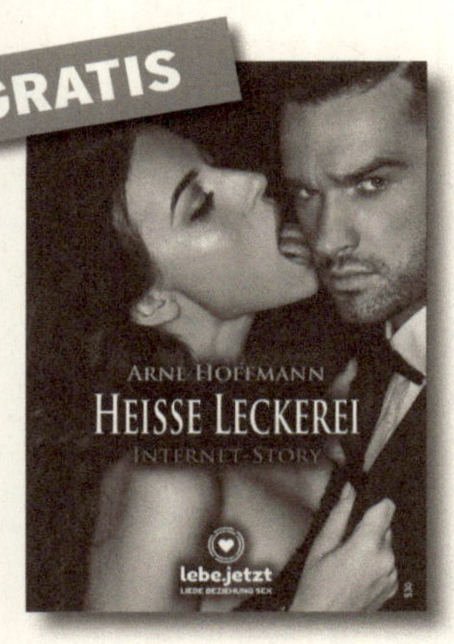

Leseprobe: Arne Hoffmann Heisse Leckerei

Ich sah sie im Eingang unseres Massagestudios stehen und mir blieb im ersten Moment die Luft weg. Sie war Anfang zwanzig, also wenige Jahre jünger als ich, hatte schulterlanges braunes Haar und ein Gesicht, das ich außerordentlich attraktiv fand. Von ihrem Körper konnte ich unter dem Sweatshirt und der Jacke, die unsere Besucherin trug, immerhin erkennen, dass sie schlank und gut gebaut war. Vermutlich war es eine Sache des individuellen Geschmacks und nicht jeder Mann wäre von diesem Mädchen so hin und weg gewesen wie ich. Aber diese junge Frau erschien mir in diesen Sekunden unfassbar heiß und unglaublich süß zugleich.

Ich weiß nicht, ob ich sie so intensiv angestarrt hatte, dass sie erraten konnte, was mir durch den Kopf ging. Wenn ja, ließ sie sich nichts davon anmerken.

Sie trat einfach nach vorn und strahlte mich mit einem Lächeln an, das mir durch und durch ging.

»Hallo«, sagte sie freundlich. »Ich möchte mich hier gern massieren lassen.«

Ich spürte, wie sich mein Penis in diesem Moment versteifte – etwas, das ausgesprochen selten allein dadurch eintrat, dass mich ein hübsches Mädchen ansprach. Natürlich gab ich mir alle Mühe, mich zusammenzunehmen und meinen Tonfall so professionell klingen zu lassen wie bei allen anderen Kunden auch. »Eine einzelne Massage nur?«, fragte ich.

»Ja. Ist das so ungewöhnlich?«

»Nein, absolut nicht«, beeilte ich mich zu sagen. »Nur sind die meisten unserer Kunden deutlich älter als Sie. Das hier ist ein Wellness-Studio und keine physiotherapeutische Praxis für akute Probleme, wissen Sie.« Ich konnte mir nur vorstellen, dass diese Frau vielleicht eine Zerrung zu uns geführt hatte, die sie sich beim Sport zugezogen hatte. Für reine Entspannung und Verwöhntwerden, das wir anboten, hatten Menschen im Alter unserer Besucherin in der Regel nicht das nötige Geld übrig. Vermutlich war sie also bei uns falsch. So sehr ich das bedauert hätte.

»Oh, das ist mir schon klar«, sagte die junge Frau, griff in ihre Tasche und zog einen offenen Briefumschlag hervor, den sie mir überreichte. Ich sah hinein und erblickte einen Gutschein für einen halbstündigen

Aufenthalt bei uns. Außerdem stand ihr Name darauf. Sie hieß Carmen.

»Den habe ich bei einem Krimi-Dinner gewonnen«, schob sie als kurze Erklärung nach.

»Oh, bei Iorek?«, fragte ich automatisch.

»Ihr kennt euch?«

»Klar, deshalb haben wir ihm ja den Gutschein zur Verfügung gestellt.« Ich legte ihn beiseite. »Möchten Sie jetzt gleich massiert werden?«

»Ginge das denn? Hätte ich nicht einen Termin vereinbaren müssen?«

»Nein, das ist kein Problem«, beeilte ich mich zu sagen. »Ich muss nur schnell jemanden organisieren, der hier für mich den Empfang übernimmt.«

»Aha?« Die Schöne zog die Brauen in die Höhe. »Das heißt, Sie möchten sich selbst um meine Massage kümmern?«

»Es sei denn, Ihnen wäre das aus irgendwelchen Gründen nicht recht …?«

»Oh doch, absolut.« Wieder schenkte sie mir ein zauberhaftes Lächeln. »Das ist völlig in Ordnung.«

***

Wenige Minuten später breitete ich ein großes flauschiges Handtuch über die Massagebank, auf der ich mir Carmen gleich vornehmen würde. Diese Aussicht brachte mich ein wenig aus dem Konzept. Carmen war eine jener Kundinnen, die erotische Fantasien bei mir auslösten. Das kam hin und wieder vor, allerdings gab es in den allermeisten Fällen keine Gelegenheit, die Frauen näher kennenzulernen. Wenn eine solche schöne Unbekannte auf einen zutrat und man wusste, dass man schon wenige Minuten später ihren Körper unter seinen Händen spüren würde, war das ein besonderes Erlebnis. Normalerweise war das Massieren ein Job für mich, allenfalls wollte ich unseren Gästen damit etwas Gutes tun und ihren Tag verschönern. Einen erotischen Gewinn hatte ich aus dieser Tätigkeit noch nie gezogen.

Weiterlesen kostenlos ...

Verwendete Literatur

Die folgenden Texte habe ich zurate gezogen, um dieses Buch zu schreiben. Dabei habe ich auf Fußnoten verzichtet, damit dieser Ratgeber nicht wie eine wissenschaftliche Arbeit aussieht und weil oft viele verschiedene Quellen dieselben Informationen enthalten. Oft verrät aber schon der Titel der hier aufgeführten Quelle, für welche Passage dieses Buches sie eine der Grundlagen war.

- Abrams, Sean: How to Give a Rim Job. Online unter https://www.askmen.com/sex/sex_tips/how-to-give-a-rim-job.html
- Adams Media: A Man's Guide to Oral Sex. Adams Media 2012
- Alexander, Alex: I Bet You That You've Never Heard Of These Oral Sex Positions Before. Online unter https://thoughtcatalog.com/alex-alexander/2015/05/i-bet-you-that-youve-never-heard-of-these-oral-sex-positions-before
- Austin, Emma: How to Eat Pussy Like You're Starving. Online unter https://medium.com/love-emma/how-to-eat-pussy-like-youre-starving-c5b51b5d6c0e
- Bauchery, J.D.: Communicating Cunnilingus: Tips and Techniques for Talking to Your Partner About Lickin' Pussy. Online unter https://www.hotmoviesforher.com/sex-tips/sex-tips-sex-acts/communicating-cunnilingus-tips-and-techniques-for-talking-to-your-partner-about-lickin-pussy
- Beckmann, Werner: Anilingus: Alles was du über den Rimjob wissen solltest. Online unter https://magazin.amorelie.de/anilingus
- Blue, Violet: The Ultimate Guide to Cunnilingus. Cleis Press 2002
- Borg, Sonia: Oral Sex She'll Never Forget. Quiver 2010
- Boston Single Girl: Rock Her World: A Guy's Guide to Oral Sex. Online

unter https://www.kinkly.com/2/13989/sex-tips/oral-sex/rock-her-world-a-guys-guide-to-oral-sex

- Bourchier, Louise: Eating Pussy Tips. Online unter https://www.o.school/article/eating-pussy-tips
- Box, Bobby: Oral Sex Guide for Men to Make You Better at Just About Everything. Online unter https://uk.askmen.com/sex/sex_tips/oral-sex-guide-for-men-to-make-you-better-at-just-about-everything.html
- Brabaw, Kasandra: The Most Important Thing About Eating Someone Out. Online unter https://www.refinery29.com/en-us/how-to-go-down-on-a-girl
- Breslaw, Anna: How Not to Go Down on a Girl. Online unter https://www.cosmopolitan.com/sex-love/advice/a5050/cunnilingus-noooo
- Bui, Bianca: 10 Tips On How To Lick A Girl. Online unter https://thoughtcatalog.com/bianca-bui/2014/12/10-tips-on-how-to-lick-a-girl-nsfw
- Burnett, Zaron: A Gentleman's Guide To Cunnilingus. Online unter https://thoughtcatalog.com/zaron-burnett-iii/2013/08/a-gentlemans-guide-to-cunnilingus
- Buzinko, James: 8 Great Oral Sex Tips for Men. Online unter https://thestallionstyle.com/8-great-oral-sex-tips-for-men
- Buzinko, James: Eating Pussy 101: Become Her Master with These Tips & Tricks. Online unter http://thestallionstyle.com/eating-pussy-101-become-her-master-with-these-tips-and-tricks
- Buzinko, James: Stallion's Ultimate Guide to The Perfect Cunnilingus. Online unter https://thestallionstyle.com/stallions-ultimate-guide-to-the-perfect-cunnilingus
- Castleman, Michael: Secrets of Loving Cunnilingus. Online unter https://www.psychologytoday.com/us/blog/all-about-sex/201307/secrets-loving-cunnilingus
- Cleman, Courtney: Why Do Women Refuse Cunnilingus? Online unter
- https://thevclub.com/women-refuse-cunnilingus/
Cosmo Frank: 7 Hot Ways to Enjoy Receiving Oral Sex. Online unter https://www.cosmopolitan.com/sex-love/advice/a17017/let-guys-go-down-on-you
- Cosmo Frank: 10 Reasons Guys Love Going Down on You. Online unter https://www.cosmopolitan.com/sex-love/news/a46446/reasons-guys-love-going-down-on-you

- Cosmo Frank: 10 Signs He Doesn't Know How to Go Down on You. Online unter https://www.cosmopolitan.com/sex-love/news/a48649/signs-he-doesnt-understand-how-to-go-down-on-you
- Cramer, Elizabeth: The Art of Going Down. CreateSpace 2014
- Delgado, Stephanie und Curtis, Lindsay: The Ultimate Guide to Oral Sex: How to Go Down on Someone With A Vulva. Online unter https://lioness.io/blogs/sex-guides/the-ultimate-guide-to-oral-sex-go-down-on-a-woman
- Del Russo, Maria: 10 Oral Sex Tips to Make It More Enjoyable for Everyone. Online unter https://www.womansday.com/relationships/sex-tips/a27628389/oral-sex-tips
- Del Russo, Maria: The Best Oral Sex Positions. Online unter https://www.womansday.com/relationships/sex-tips/g27322785/best-oral-sex-positions
- Dolan, Eric: Researchers explore the evolutionary roots of cunnilingus. Online unter https://www.psypost.org/2013/07/researchers-explore-the-evolutionary-roots-of-cunnilingus-19283
- Dubberley, Emily: The Oral Sex Position Guide. Quiver 2013
- Fulbright, Yvonne: The Best Oral Sex Ever – His Guide to Going Down. Adams Media 2011
- Fulbright, Yvonne: Touch Me There! Hunter House 2007
- Galanos, Shaun: What Women Wished You Knew About Eating Pussy. Online unter https://thoughtcatalog.com/shaun-galanos/2017/10/what-women-wished-you-knew-about-oral-sex
- Gibson, Anna: Going Down: On the Receiving End. Online unter https://www.kinkly.com/2/9736/sex-tips/oral-sex/going-down-on-the-receiving-end
- Gray, Jordan: How To Give Her The Best Oral Sex Of Her Life. Online unter https://www.jordangrayconsulting.com/best-oral-sex-of-her-life
- Gray, Jordan: The Ultimate Guide To Eating Pussy Like A God. Online unter https://www.jordangrayconsulting.com/ultimate-guide-to-eating-pussy
- Gunst, Susanna: Stellung 69 oder auch kopfüber ins Vergnügen – wir zeigen, wie die beliebte Stellung klappt, sodass beide auf ihre Kosten kommen. Online unter https://www.glamour.de/liebe/sex-tipps/69-stellung

- Haller, Madeline: Your Ultimate Guide To Oral Sex. Online unter https://www.menshealth.com.au/your-ultimate-guide-to-oral-sex
- Hamilton, Jill: 26 Oral Sex Positions You Need in Your Life. Online unter https://www.cosmopolitan.com/sex-love/news/g4967/oral-sex-positions-you-need
- Hardle, Crystal: Sex Positions. Create Space 2016
- Hardwick, Nick: How To Go Down On A Woman To Make Her Orgasm EVERY. DAMN. TIME. Online unter https://www.yourtango.com/experts/sex-you-deserve-nick-hardwick/how-eat-girl-out-4-pussy-eating-tricks-smart-men
- Harris, Stella: Got a Vulva? Here's How to Love Oral Sex. Online unter https://www.kinkly.com/ladies-heres-how-to-love-oral-sex/2/4361
- Harris, Stella: Ladies, Here's How to Love Oral Sex. Online unter https://thoughtcatalog.com/stella-harris/2016/03/ladies-heres-how-to-love-oral-sex
- Herbenick, Debby und andere: Women's Experiences With Genital Touching, Sexual Pleasure, and Orgasm: Results From a U.S. Probability Sample of Women Ages 18 to 94. In: Journal of Sex & Marital Therapy. Volume 44, 2018, Nr. 2. Online unter https://www.tandfonline.com/doi/abs/10.1080/0092623X.2017.1346530
- Hertin, Katja: G.I.B. – Gut im Bett. Rowohlt 2004
- Hoffmann, Arne: 50 einfache Dinge, die Männer über Sex wissen sollten. Westend 2011
- Hoffmann, Arne: Romantischer Sex. Passion Publishing 2010
- Hoffmann, Arne: Sex für Fortgeschrittene. Marterpfahl 2006
- Hsieh, Carina und andere: 45 Ways to Up Your Oral Sex Game Even More. Online unter https://www.cosmopolitan.com/sex-love/confessions/tips/a3497/oral-sex-tips
- Jaiya: Blow Each Other Away. Goldmann 2014
- Jameson, Sean: Analingus Guide aka Rimming aka Tossing The Salad. Online unter https://badgirlsbible.com/anilingus-guide-aka-rimming-aka-tossing-the-salad
- Jameson, Sean: How to Eat Pussy Like a God: 34 Cunnilingus Tips to Make Her Addicted. Online unter https://badgirlsbible.com/how-to-eat-pussy
- Joannides, Paul: Guide to Getting It On. Goofy Foot Press 2009

- Kammler, Michael: Hormon-Studie: Oral-Sex steigert die Gesundheit bei Männern und Frauen. Online unter https://www.trendsderzukunft.de/hormon-studie-oral-sex-steigert-die-gesundheit-bei-maennern-und-frauen
- Kassel, Gabrielle: How to Perform Cunnilingus: 32 Tips, Techniques, and More. Online unter https://www.healthline.com/health/healthy-sex/how-to-perform-cunnilingus
- Kassel, Gabrielle: Okay, but Do We Really Need to Use Protection During Oral Sex? Online unter https://www.kinkly.com/okay-but-do-we-really-need-to-use-protection-during-oral-sex/2/18470
- Katulka, Lauren: 8 Steps to Giving a Woman Amazing Oral Sex. Online unter https://www.kinkly.com/2/605/beyond-missionary/oral-sex/8-steps-to-giving-a-woman-amazing-oral-sex
- Kirkby, Theresa Johanne: Conquering the Craft of Cunnilingus. Online unter http://www.rebellesociety.com/2016/06/28/theresajohannekirkby-cunnilingus
- Kravitz, Jamie: How To Relax During Oral Sex So You Can Enjoy It To The Fullest Extent. Online unter https://www.elitedaily.com/p/how-to-relax-during-oral-sex-so-you-can-enjoy-it-to-the-fullest-extent-9963779
- Kröger, Michelle: Lecktuch: So funktioniert der Schutz beim Oralverkehr. Online unter https://www.praxisvita.de/lecktuch-so-funktioniert-der-schutz-beim-oralverkehr-17358.html
- Lehmiller, Justin: 10 Things You Should Know About Oral Sex. Online unter https://www.lehmiller.com/blog/2018/2/9/10-things-you-should-know-about-oral-sex
- Manley, Alex: Be a Cunnilingus Master: How to Go Down On a Girl. Online unter https://www.askmen.com/sex/cunnilingus.html
- Manley, Alex: How to 69: Mutual Oral Sex Etiquette. Online unter https://www.askmen.com/dating/love_tip_400/429_69-etiquette.html
- Manley, Alex: Unique Ways to Go Down on Her. Online unter https://www.askmen.com/dating/love_tip_250/277_love_tip.html
- Manley, Alex: Why Every Guy Should Master Non-Penetrative Sex. Online unter https://www.askmen.com/sex/sex_tips/why-every-guy-should-master-non-penetrative-sex.html

- Marin, Vanessa: How to Become a Cunnilingus Master. Online unter https://lifehacker.com/how-to-become-a-cunnilingus-master-1710108979
- Men's Health Staff: Decode The Psychology Of Oral Sex To Get What You Want In The Bedroom. Online unter https://www.menshealth.com.au/decode-the-psychology-of-oral-sex
- Moore, Becky: Cunnilingus Techniques. Pussycat Publishing 2014
- Moore, Lane: 4 Ways Going Down On You Is Good for His Health. Online unter https://www.cosmopolitan.com/sex-love/news/a47776/ways-going-down-on-you-is-good-for-his-health
- Moore, Lane: 8 Things Never to Do When You're 69ing. Online unter https://www.cosmopolitan.com/sex-love/news/a45091/what-not-to-do-when-69ing
- Moore, Lane: 12 Reasons Receiving Oral Sex Is the Best. Online unter https://www.cosmopolitan.com/sex-love/news/a39381/reasons-receiving-oral-sex-is-the-best
- Moore, Lane und Andrews, Taylor: Here's Literally Everything You Need to Know About Going Down on a Woman. Online unter https://www.cosmopolitan.com/sex-love/a59248/guide-to-going-down-on-a-woman
- Morse, Dr. Emily: 3 Tips For 69ing the Good and Proper Way. Online unter https://uk.style.yahoo.com/3-tips-69ing-good-proper-195608847.html
- Moser, Charles und Hardy, Janet: Sex Disasters and How to Survive Them. Greenery Press 2002
- Myers, Jonathan: Oral Sex for Couples. Martin Publications 2011
- N.N.: 69 Sexstellung: Darum ist sie noch viel heißer als Geschlechtsverkehr. Online unter https://www.wunderweib.de/69-sexstellung-darum-ist-sie-noch-viel-heisser-als-geschlechtsverkehr-98853.html
- N.N.: 69-Stellung: 5 Dinge, die du nie tun solltest! Online unter https://www.fem.com/liebe-lust/5-dinge-die-sie-bei-der-69-stellung-nicht-tun-sollten
- N.N.: A Guide to Pussy Eating. Online unter http://www.tickleberry.co.uk/news/a-guide-to-pussy-eating
- N.N.: Cunnilingus 101: How to Satisfy Her Kitty Without Intercourse. Online unter http://blog.swinglifestyle.com/2018/09/26/cunnilingus-101-how-to-satisfy-her-kitty-without-intercourse

- N.N.: How to eat someone out – or lick someone out – really well. Online unter https://www.cosmopolitan.com/uk/love-sex/sex/advice/a38642/how-to-eat-a-girl-out
- N.N.: How To Lick The Clitoris The RIGHT Way. Online unter https://loveandsexanswers.com/how-to-lick-the-clitoris-the-right-way
- N.N.: Oral sex. Online unter https://psychology.wikia.org/wiki/Oral_sex
- N.N.: Sex Toys: How To Use Them During Oral Sex. Online unter https://loveandsexanswers.com/sex-toys-how-to-use-them-during-oral-sex
- N.N.: So gelingt der perfekte Oralverkehr bei ihr und ihm. Online unter https://www.menshealth.de/sex/so-klappt-der-perfekte-oralverkehr
- N.N.: The Art of Eating Pussy. Online unter https://www.o.school/article/the-art-of-eating-pussy
- N.N.: Whats The Best Way to Eat Pussy? 10 Tips to Give Oral Mindfully. Online unter: https://beducated.com/mag/whats-the-best-way-to-eat-pussy/
- N.N.: What not to do when eating someone out. Online unter https://www.cosmopolitan.com/uk/love-sex/sex/a29544951/cunnilingus-mistakes
- Notte, JoEllen: 6 Super-Fun (and Super-Easy!) Oral Sex Positions. Online unter https://www.kinkly.com/2/1015/beyond-missionary/sex-positions/6-unusual-oral-sex-positions
- Pamer, Grace: Cunnilingus Pro: 16 Tips to Use Your Tongue and Blow Her Mind. Online unter https://www.lovedignity.com/cunnilingus-pro-16-tips-to-use-your-tongue-and-blow-her-mind
- Pham, Michael und andere: Is Cunnilingus-Assisted Orgasm a Male Sperm-Retention Strategy? In: Evolutionary Psychology. 2013. 11(2): 405-414. Online unter https://journals.sagepub.com/doi/pdf/10.1177/147470491301100210
- Pityinger, Jamie: 6 Cunnilingus Tips to Make Her Moan. Online unter http://sexwithemily.com/6-cunnilingus-tips-to-make-her-moan
- Porter, Alex: The Cunnilinguist. Independent Publishing 2019
- Radakovich, Anka: An oral sex refresher course. Online unter https://www.gq-magazine.co.uk/article/gq-sex-and-relationships-good-oral-sex-tips-advice-cunnilingus
- Robyn: How to Go Down on a Girl – 14 Tips to Be a Cunnilingus Master. Online unter https://de.lovense.com/sex-tips/how-to-go-down-on-a-girl

- Robyn: Oral Sex STDs 101 – Things to Know Before Opening Your Muth. Online unter https://de.lovense.com/sex-tips/oral-sex-std
- Robyn: What Is a Dental Dam – Learn to Add Another Layer of Protection. Online unter https://de.lovense.com/sex-tips/what-is-a-dental-dam
- Rohde, Fiona: Stellung 69: Tipps und Tricks für die heiße Nummer. Online unter https://www.gofeminin.de/leidenschaft/stellung-69-s1854576.html
- Rohde, Fiona: Was Frauen beim Oralsex WIRKLICH wollen – und wie sie es auch bekommen. Online unter https://www.gofeminin.de/leidenschaft/was-frauen-beim-oralsex-wirklich-wollen-s1256313.html
- Romm, Cari: 11 Sex Therapists on What Their Clients Tell Them About Oral Sex. Online unter https://www.thecut.com/2018/05/11-sex-therapists-on-what-their-clients-say-about-oral-sex.html
- Rose, Tina: Der weibliche Orgasmus. lebe.jetzt Ratgeber 2019
- Saint Thomas, Sophie: 10 Wege, wie du Frauen oral richtig befriedigst. Online unter https://www.refinery29.com/de-de/frau-oral-befriedigen
- Santos-Longhurst, Adrienne: Everything You Need to Know About Oral Sex. Online unter https://www.healthline.com/health/healthy-sex/oral-sex
- Santos-Longhurst, Adrienne: Everything You Need to Know About Rimming (Analingus). Online unter https://www.healthline.com/health/healthy-sex/what-is-rimming
- Shannon-Karasik, Caroline: All The Best Ways To Make The 69 Sex Position Hot (Not Akward). Online unter https://www.womenshealthmag.com/sex-and-love/a19997064/ways-to-make-69-better
- Shpancer, Noam: Going Down is Coming Up: Oral Sex and its Confusions. Online unter https://www.psychologytoday.com/us/blog/insight-therapy/201508/going-down-is-coming-oral-sex-and-its-confusions
- Silverberg, Cory: How to Perform Cunnilingus. Online unter https://www.liveabout.com/how-to-perform-cunnilingus-2982845
- Sonja: Six Tips for Better Oral Sex. Online unter https://boldpleasures.com/bdsm-toys-techniques/bdsm-techniques/six-tips-better-oral-sex

- Taylor, Emma und Sharkey, Lorelei: Best Cuninilingus Tips: How To Give Oral Sex To A Woman. Online unter https://www.yourtango.com/2017304693/14-cunnilingus-tips-how-give-best-oral-sex-shes-ever-had
- Taylor, Emma und Sharkey, Lorelei: Nerve's Guide to Sex Etiquette. Plume 2004
- Taylor, Emma und Sharkey, Lorelei: Oral Sex Etiquette: 12 Golden Rules for Going Down. Online unter https://www.emandlo.com/oral-sex-etiquette-12-golden-rules-for-going-down
- Taylor, Emma und Sharkey, Lorelei: Sex. How to Do Everything. Dorling Kindersley 2008
- Taylor, Emma und Sharkey, Lorelei: The Big Bang. Plume 2003
- Tigar, Lindsay: Best Oral Sex Positions. Online unter https://www.askmen.com/sex/sex_positions/oral-sex-positions.html
- Tigar, Lindsay: Oral Sex: What Do Women Like? Online unter https://www.askmen.com/dating/vanessa_60/66_love_secrets.html
- Tigar, Lindsay: What She's Thinking During Oral Sex. Online unter https://www.askmen.com/sex/sex_tips/what-she-s-thinking-during-oral-sex
- Tomaszek, Lucky: Is »cunnilingus tongue« really a thing? Online unter https://milwaukeerecord.com/city-life/mke-sex-is-cunnilingus-tongue-really-a-thing
- Vadnal, Julie: Guide for the Orally Challenged. Online unter https://www.cosmopolitan.com/sex-love/a26289062/oral-sex-tips-for-men
- Vice Beta: The VICE Guide to Eating Pussy. Online unter https://www.vice.com/en_us/article/jmgq3b/guide-eating-pussy-100-guides
- Weaver, Stephanie: Give a Dam: Your Guide to Protected Oral Sex. Online unter https://www.kinkly.com/2/736/sexual-health/stds/give-a-dam-your-guide-to-protected-oral-sex
- Werder, Corinne: Oral Sex 101: Tips and Tricks for »Going Down« and Staying Safe. Online unter https://www.teenvogue.com/story/oral-sex-101
- Wittheck, Mila: Diese Cunnilingus-Techniken sollte jeder Mann kennen. Online unter https://www.menshealth.de/sex/diese-cunnilingus-techniken-machen-sie-wild

ZITATE

- 1. Vgl. N.N.: „Oralsex ist Frauensache" vom 7.5.2018. Online unter https://www.bild.de/unterhaltung/leute/produzenten/khaled-dj-khaled-ernetet-shitstorm-nach-oral-sex-spruch-55619774.bild.html
- 2. Vgl. ebenda.
- 3. Vgl. Pham, Michael und andere: Is Cunnilingus-Assisted Orgasm a Male Sperm-Retention Strategy? In: Evolutionary Psychology. 2013. 11(2): 405-414. Online unter https://journals.sagepub.com/doi/pdf/10.1177/147470491301100210
- 4. Vgl. Romm, Cari: 11 Sex Therapists on What Their Clients Tell Them About Oral Sex. Online unter https://www.thecut.com/2018/05/11-sex-therapists-on-what-their-clients-say-about-oral-sex.html
- 5. Vgl. Mah, Kenneth und Binik, Yitzchak M.: The nature of human orgasm: a critical review of major trends. In: Clinical Psychology Review. Nr. 21 (6/2001), S. 823–856. Online unter https://www.ncbi.nlm.nih.gov/pubmed/11497209 sowie Kammerer-Doak, Dorothy und Rogers, Rebecca G.: Female Sexual function and dysfunction. In: Obstetrics and Gynecology Clinics of North America, Nr. 35 (2/2008), S. 169–183. Online unter https://www.ncbi.nlm.nih.gov/pubmed/18486835
- 6. Vgl. Hite, Shere: The Hite Report: A Nationwide Study of Female Sexuality. New York 2003
- 7. Vgl. Armstrong, Elizabeth und andere: Accounting for women's Orgasm and Sexual Enjoyment in College Hookups and Relationships. American Sociological Review 77, 2012, S. 435–462. Online unter https://journals.sagepub.com/doi/full/10.1177/0003122412445802
- 8. Vgl. Lehmiller, Justin: What Makes Women More Likely To Orgasm During A Hookup? Online unter https://www.lehmiller.com/blog/2013/5/27/what-makes-women-more-likely-to-orgasm-during-a-hookup.html
- 9. Vgl. Kammler, Michael: Hormon-Studie: Oral-Sex steigert die Gesundheit bei Männern und Frauen. Online unter https://www.trendsderzukunft.de/hormon-studie-oral-sex-steigert-die-gesundheit-bei-maennern-und-frauen
- 10. Vgl. beispielsweise Alexander, Linda: New Dimensions in Women's Health. Jones & Bartlett Publishers 2011, S. 211
- 11. Vgl. Shpancer, Noan: Going Down is Coming Up: Oral Sex and its Confusions. Online unter https://www.psychologytoday.com/us/blog/insight-therapy/201508/going-down-is-coming-oral-sex-and-its-confusions
- 12. Vgl. Moore, Lane: 4 Ways Going Down On You Is Good for His Health. Online unter https://www.cosmopolitan.com/sex-love/news/a47776/ways-going-down-on-you-is-good-for-his-health
- 13. Vgl. Kammler, Michael: Hormon-Studie: Oral-Sex steigert die Gesundheit bei Männern und Frauen. Online unter https://www.trendsderzukunft.de/hormon-studie-oral-sex-steigert-die-gesundheit-bei-maennern-und-frauen
- 14. Vgl. Lee, Bruce: 50% Of Men Don't Know Where The Vagina Is, According To UK Study. In:

Forbes vom 3.9.2017. Online unter https://www.forbes.com/sites/brucelee/2017/09/03/50-of-men-dont-know-where-the-vagina-is-according-to-uk-study/#63f9af271774

- 15. Vgl. Kenyon, Zara: Half of young women don't know where their vaginas are. In: Cosmopolitan vom 1.9.2014. Online unter https://www.cosmopolitan.com/uk/body/news/a29264/half-of-young-women-dont-know-where-their-vaginas-are
- 16. Vgl. Romm, Cari: 11 Sex Therapists on What Their Clients Tell Them About Oral Sex. Online unter https://www.thecut.com/2018/05/11-sex-therapists-on-what-their-clients-say-about-oral-sex.html
- 17. Vgl. DiMarino, Vincent und Lepidi, Hubert: Anatomic study of the clitoris and the bulbo-clitorical organ. Heidelberg 2014.
- 18. Vgl. Hoffmann, Arne: 50 einfache Dinge, die Männer über Sex wissen sollten. Westend 2011, S. 29
- 19. Vgl. Romm, Cari: 11 Sex Therapists on What Their Clients Tell Them About Oral Sex. Online unter https://www.thecut.com/2018/05/11-sex-therapists-on-what-their-clients-say-about-oral-sex.html
- 20. Vgl. Romm, Cari: 11 Sex Therapists on What Their Clients Tell Them About Oral Sex. Online unter https://www.thecut.com/2018/05/11-sex-therapists-on-what-their-clients-say-about-oral-sex.html
- 21. Vgl. Mackenzie, Jean: Vagina surgery 'sought by girls as young as nine'. Online unter https://www.bbc.com/news/health-40410459?SthisFB
- 22. Vgl. Men's Health Staff: Decode The Psychology Of Oral Sex To Get What You Want In The Bedroom. Online unter https://www.menshealth.com.au/decode-the-psychology-of-oral-sex
- 23. Vgl. Porter, Alex: The Cunnilinguist. Independent Publishing 2019, S. 77–81
- 24. Vgl. Joannides, Paul: Guide to Getting It On. Goofy Foot Press 2009, S. 261
- 25. Vgl. Vice Beta: The VICE Guide to Eating Pussy. Online unter https://www.vice.com/en_us/article/jmgq3b/guide-eating-pussy-100-guides
- 26. Vgl. Herbenick, Debby und andere: Women's Experiences With Genital Touching, Sexual Pleasure, and Orgasm: Results From a U.S. Probability Sample of Women Ages 18 to 94. In: Journal of Sex & Marital Therapy. Volume Volume 44, 2/2018, S. 201–212. Online unter https://www.tandfonline.com/doi/abs/10.1080/0092623X.2017.1346530
- 27. Vgl. beispielsweise Mandriota, Morgan: The Kivin Method for Oral Sex Can Make You Orgasm In 3 Minutes Flat. Online unter https://www.wellandgood.com/good-advice/kivin-method-orgasm
- 28. Vgl. Gray, Jordan: The Ultimate Guide To Eating Pussy Like A God. Online unter https://www.jordangrayconsulting.com/ultimate-guide-to-eating-pussy
- 29. Vgl. N.N.: How To Lick The Clitoris The RIGHT Way. Online unter https://loveandsexanswers.com/how-to-lick-the-clitoris-the-right-way
- 30. Vgl. Porter, Alex: The Cunnilinguist. Independently published 2019, S. 133
- 31. Vgl. Box, Bobby: Oral Sex Guide for Men to Make You Better at Just About Everything. Online

unter https://uk.askmen.com/sex/sex_tips/oral-sex-guide-for-men-to-make-you-better-at-just-about-everything.html

- 32. Zitiert nach Reid, Rebecca: This vibrator has the funniest review on Amazon. In: Metro vom 1.7.2019. Online unter https://metro.co.uk/2019/07/01/vibrator-funniest-review-amazon-10095225/
- 33. Zitiert nach N.N.: The Vibrator So Good One Amazon Reviewer Nearly Passed Out. In: Glamour vom 29.3.2020. Online unter https://www.glamour.com/story/the-vibrator-so-good-one-amazon-reviewer-nearly-passed-out
- 34. Vgl. Tigar, Lindsay: Best Oral Sex Positions. Online unter https://www.askmen.com/sex/sex_positions/oral-sex-positions.html
- 35. Vgl. Moser, Charles und Hardy, Janet: Sex Disasters and How to Survive Them. Greenery Press 2002, S. 104–105
- 36. Vgl. zur „Cunnilingusszunge" z. B. Crispian, Scully: Oral and maxillofacial diseases: An illustrated guide to diagnosis and management of diseases of the oral mucosa, gingivae, teeth, salivary glands, jaw bones and joints. London 2010, S. 221 sowie Benrubi, Guy: Handbook of obstetric and gynecologic emergencies. Philadelphia 2010, S. 345
- 37. Vgl. Tomaszek, Lucky: Is "cunnilingus tongue" really a thing? Online unter https://milwaukeerecord.com/city-life/mke-sex-is-cunnilingus-tongue-really-a-thing
- 38. Vgl. für die Pro-und-Contra-Abwägungen Taylor, Emma und Sharkey, Lorelei: Nerve's Guide to Sex Etiquette. Plume 2004, S. 113 sowie für das Zitat Taylor, Emma und Sharkey, Lorelei: Sex. How to Do Everything. Dorling Kindersley 2008, S. 77
- 39. Im Eintrag „Cunnilingus" der englischsprachigen Wikipedia findet man dieses Thema ausführlicher behandelt, wozu auch Verlinkungen auf entsprechende Studien gehören
- 40. Vgl. vertiefend vor allem Kröger, Michelle: Lecktuch: So funktioniert der Schutz beim Oralverkehr. Online unter https://www.praxisvita.de/lecktuch-so-funktioniert-der-schutz-beim-oralverkehr-17358.html sowie Robyn: What Is a Dental Dam – Learn to Add Another Layer of Protection. Online unter https://de.lovense.com/sex-tips/what-is-a-dental-dam
- 41. Vgl. etwa Nelson, Dana und Curtain, Taylor: The Symbolics of Presidentialism: Sex and Democratic Identification. In: Berlant, Lauren und Duggan, Lisa: Our Monica, Ourselves: The Clinton Affair and the National Interest. New York University Press 2001, S. 34–55, hier S. 46
- 42. Vgl. Jameson, Sean: How to Eat Pussy Like a God: 34 Cunnilingus Tips to Make Her Addicted. Online unter https://badgirlsbible.com/how-to-eat-pussy
- 43. Vgl. Vice Beta: The VICE Guide to Eating Pussy. Online unter https://www.vice.com/en_us/article/jmgq3b/guide-eating-pussy-100-guides
- 44. Vgl. Hertin, Katja: G.I.B. – Gut im Bett. Rowohlt 2004, S. 109